福建民国时期中医学校教材丛刊

——莆田国医专科学校卷·第五册

总 主 编　李灿东　苏友新
执行主编　陈　苹　王尊旺　陈建群

全国百佳图书出版单位
中国中医药出版社
·北　京·

本册目录

黄岡國医專科学校講義

方劑

（一冊）

1945

民國三十四年五月重訂

《方剂》引言

《方剂》为莆田国医专科学校教材之一，林书农编，共有2册，页码连续编排。绪论中介绍了该教材之编撰思想、编撰体例，探讨了与方剂学相关的重要问题，如方剂之组织、七方十二剂、方剂之类别、古今权量考、中药配合之禁忌等。该教材先介绍常用经方18首，按照六经顺序排列；后介绍时方，仅有补益之方3首。根据绪论，时方部分“仿《医方集解》体裁，先补益，次发表攻里及风寒暑湿燥火、除痰消导剂”，说明目前搜集到的两册并非该讲义的全部。该教材仿当时沪上名医盛心如《实用方剂学》体例，按照命名、药名、服法、方类、剂别、主治、加减附方、歌括、方解、方论、治验等对方剂进行介绍。其中方解部分“凡前贤有独得之秘或阐释药性方义，或辨明方药效能，其义确有可取者，咸择而录焉。更取诸进贤及东人以西洋医学之原理解释古方者，附于古人论说之后，互相应证，不偏于旧，亦不偏于新，务求简明易解，俾学者易于领会”，体现了民国时期中医学界注重汇通的特色。该讲义将经方和时方分开编排，因林氏认为“经方效如桴鼓，规律井然，有条不紊，能治万病而有余”，然时方亦不可偏废，两者“必取精提要，挈长舍短，虚心下问，有无互通，方可为人治病”，故“先授以经方，欲学者有其根柢，后旁参时方，孰免漫无指归”。这一认识对今天习医者的入门途径仍有一定的借鉴意义。

莆田縣國醫學校方劑學講義

緒論

林書蓑

世界醫藥學術之肇端，莫不由於人類偶然發見之單方，經無數先民之沿用，屢試而屢效，然後始著為藥學，嗣經數百年之研究，遇病情複雜，試之無效，或連用之，且有遺害，乃知單方之效力薄弱，透澈力淺，不如各種藥相互為用，俾其藥力強，而透澈深，力且由其相助相成之性，以收事半功倍之效，是乃配劑方法之所由興也。

要之中藥之妙用在於配劑，配合愈妙，則效力大而善，透澈病根。然配合不當，反受大害。故中醫研究諸劑之作用，宛如周易之一爻變，則全卦皆變。譬之半夏與人參柴胡相配，則為鎮嘔劑。與五味子細辛相配，則為鎮咳劑。巴豆與桔梗杏仁相配，則為峻吐劑，與大黃輕粉相配，則為峻下劑。凡發汗劑得陽浮藥，則其效益顯。通利劑得沉降藥，則其力倍大。吐、和之劑亦然。是皆配合之妙用，故配合得當，用以應付病變，其功效立見。內經云，一劑知，二劑已，又云覆杯而卧，傷寒論云：一服愈，停後服，不必盡劑等，可知中醫之治療雖有針灸、按摩諸法，而方藥最為特長。日人和田啟十郎曰：理論之完備無如西醫，方劑之周到，若莫中醫。故余視病，常徵西醫之理論，而用中醫之方藥。旨哉斯言。編者平素研究醫學，最服膺此言，誠以中醫之治療處方，全治重整體之病變傾向，或從種種的自覺與他覺的症候中，搜捕其主徵而斷定為表裏虛實寒熱等病症，作宜汗、宜吐、宜下、宜和、宜溫、宜清等治法，以扶助體工之自然療能而排除病

方劑學　二

毒於體外。内經仲景之方即依此法以立方，所以稱為經方也。

經方效如桴鼓，規律井然，有條不紊，能治萬病而有餘，非止傷寒諸病而已。所用之藥方，凡二百餘，其應急症者十餘，苟能取捨兼用，神明而變化之，其應用當無窮限。近人陳遜齋、周岐隱等專以經方治病，著有古方借箸録，登諸報端，觀其審病處方，非深研仲師聖法，曷能運用神妙，醫名噪於京角耶。故本課先授以經方，欲學者學有根抵，然後旁參時方，庶免漫無猶歸醫門之仲景即儒門之孔子猶之塾師初授學徒必先授以四書五經俾不受邪說異端所惑故儒之與醫門徑雖殊而其旨趣則一也。

(一) 方劑之組織

湯藥為國醫治療之一發源於伊尹演明於仲景其組織也必依君臣佐使四例則藥之治病各有所主。主治者君也輔治者臣也與君相反而相助者佐也引藥至於病所或居表者使也素問至真要大論曰主病之謂君佐君之謂臣應臣之謂使倪仲賢曰

方劑學　　三

君為主臣為輔佐為助使為用考其意義不外君為方劑中之主要藥如治寒病以熱藥為君治熱病以寒藥為君亦如太陽病有汗以桂枝為主無汗以麻黃為主是也臣為方劑中之輔助藥因主要藥之力量尚有不足故加他藥以輔助之如桂枝湯中之生薑白虎湯中之知母是也佐為方劑中之監制藥如寒病治以熱藥而恐熱藥過甚之為害則少用涼藥以監制之如桂枝湯中之白芍是也使為方劑中之引導品或恐宣發太過而以甘平生津藥配之如陽

明證痙用葛根麻黃湯中之甘草是也總上論觀可知古人製方君臣佐使配合恰當非比後人之雜湊成方所可同日而語東西人配方之成規亦分主藥佐藥矯味藥賦形藥四類驟視之似覺相同若究其實際則有天淵之別日人和田啟十郎曰中西醫雖各有君臣佐使之分然其目的有霄壤之別西醫謂君藥為合劑方中主效之藥物臣藥為副效之藥物佐藥一名矯味藥用以調和惡味惡臭使藥一名賦形藥用以構成藥劑為適當之形狀者從以上之君

臣佐使觀之可知西醫重在以單味藥力治各種疾病其在副發症狀則必複用單味諸劑以應之中醫之君臣佐使說則不然君藥雖爲合成方中有主效之藥物與西醫同然無臣藥佐藥之力則君藥不爲其用非如西醫之佐使等僅爲調味調臭賦形等虛飾之作用設其治病功效幾等於零善哉日人渡邊熙氏之言曰用西法治病什九應付乏術時醫促襟見肘之窘態詢有閱歷見道之言也

（四）七方十二劑

方者何配藥劑方也劑者何對症投劑也岐伯有七方之要之才有十劑之分後人益以寒熱二劑合成十二劑蓋萬病之來不外內外兩因治病之法不外七方十二劑七方者何一曰大方其意蓋謂病有兼症邪有强盛非大方不能克之如仲景之大承氣湯大青龍湯一汗一下皆取其分量重藥味多亦即岐伯所謂君一臣三佐九也二曰小方蓋謂病無兼症邪氣淺藥味少分量輕中病而止如仲景小承氣湯之微下小建中之微溫小柴胡小青龍之微散皆

取其中病而止力不太過也三曰緩方蓋謂虛弱之症劑毅不能成功補上治上須緩藥和之有以甘緩之者如炙甘草湯四君子湯治虛勞是也有以丸緩之者如烏梅丸治久痢是也有多其物以齊劑使性不得馳騁而緩治之者如薯蕷丸治風氣百疾侯氏黑散填補空竅救須四十九日是也亦有徐徐服以取效如半夏苦酒煎徐徐呷之甘露半夏湯徐徐咽下是也四曰急方蓋謂病勢緊急則方求速效攻下治下須急劑投之如仲景急下之宜大承湯氣急救

之宜四逆之類蓋發表欲急則用湯散攻下欲急則用猛峻審定病情合宜而用五曰奇方即單方也病有定形藥無牽制意取單純見功如神如仲景少陰病咽痛用猪膚湯使世補虛用獨參湯獨附湯又如五苓七氣皆以奇數名方七液五救等各有意義亦即岐伯所謂君一臣二君二臣三是也六曰偶方蓋對單言單行力孤不如多品力大岐伯所謂君二臣四君二臣六是也又如仲景用麻黃桂枝則發表之力大若單用一味則力弱矣再如桂枝湯單用

二〻
刹

桂枝而必用生薑以助之是仍存偶之意也腎氣丸桂附同用大建中椒薑同用大承氣硝黃同用均此意也七曰複方其意即重複之義兩證并見則兩方合用數症相雜則化合數方為一方如仲景之桂枝二越婢一湯是兩方相合後世之五積散是數方相合又有本方之外別加藥品如調胃承氣湯加連芩薄荷黃芩梔子則為涼膈散再加防風白朮麻黃枳殼厚樸則為通聖散病之繁重藥亦繁重也岐伯曰奇之不去則偶之是複方又云偶之不去則反佐以

劑—能刺激胃腑之神經而吐痰食者也即涌吐劑

劑—即疏導劑疏導循環之流行而去鬱滯者也

劑—即營養劑能補充營養之缺乏而强身體者也

劑—即瀉下劑能增進腸之蠕動而下大便者也

取之所謂寒熱溫涼反從其病也夫微小寒熱折之可也若大寒熱必能與異氣相格故反佐以同其氣復令寒熱參合使其始同終異是七方之外尚有反佐之法也

徐之才曰方有宣通補泄輕重滑澀燥濕十種是方之大體後人增入寒熱二劑始成爲十二劑其一曰宣劑之才曰宣可去壅梔豉湯瓜蒂散之屬是也仲景曰春病在上大法宜吐經曰高者因而越之故宣劑即涌吐劑能刺激胃腑之神經而吐痰食者也其

方劑學

元胡丹參二曰通劑之才曰通可去滯通草防杞之屬是也從正曰通者流通也前後不得溲便宜求通海金沙大黃之屬通之痺痛鬱塞經隧不利所宜通之是通劑即疏導劑能疏通循環之流行而去鬱滯者也其三曰補劑之才曰補可去弱人參羊肉之屬是也經云形不足者溫之以氣精不足者補之以味是補劑即營養劑能補充營養之缺乏而強身體者也其四曰泄劑之才曰泄可去閉陷胸承氣之屬是也從正曰實則瀉之諸痛為實痛隨利減芒硝大黃牽牛巴豆

血行——川芎桂枝

滯 香附

疏達血行 川芎 桂枝 郁金 丹參 香附

——即發表劑能啟發汗線之排泄而散體溫也

——即收斂劑能鎮靜神經之興奮而安精神也

利——即泄利劑能增進大腸之排泄而利大小便者也

劑——即固濇劑能止濇大腸之滑濇而救虛脫者也

利濕劑能增進排泄而祛水濕者也

甘遂之屬是也。是泄劑即瀉下劑能增進大腸之蠕動而下大便者也。其五曰輕劑之才曰輕可去實麻黃湯葛根湯之屬是也。從正曰風寒之邪始克皮膚頭痛身熱惡寒宜解其表內經所謂輕而揚之是輕劑即發表劑能啟發汗腺之排泄而散體溫者也其六曰重劑之才曰重可鎮怯磁石鐵粉之屬是也從正曰重者鎮墜之謂也。時則氣浮如喪神守而驚悸氣上硃砂磁石龍骨牡蠣之屬皆重劑是重劑即鎮歛劑能鎮靜神經之興奮而安精神者也其七曰滑劑之才曰滑可去著蜜煎導麻仁丸之屬是也從正曰大便燥結宜麻仁郁李之屬小便淋瀝宜滑石葵子之類前後不通兩陰俱閉名曰三焦約約者束也宜先以滑劑潤養其燥是滑劑即潤利劑能滑潤大腸排泄而利大小便者也其八曰澀劑之才曰澀可去脫赤石脂桃花湯之屬是也完素曰滑則氣脫如大腸洞泄便溺遺失之類必澀劑以收斂之是澀劑即固濇劑能止濇大腸之滑濇而救虛脫者也其九曰燥劑之才曰燥可去濕蒼朮厚樸之屬是也完

收斂藥　訶子　烏梅
粟殼　肉叩
桃花湯　赤石脂　乾姜　粳米
平胃散　蒼朮　厚朴　陳皮
甘草
清解散　石膏　薄荷
連翹　蟬蛻
生地　阿膠　麥冬　潤津液

素曰濕氣淫勝腫滿脾濕必燥劑以除之如平胃散之屬是燥劑爲利濕劑能增進淋巴之吸收而袪水濕者也其十曰濕劑之才曰濕可潤燥生地麥冬之屬是也完素曰津耗爲枯五臟痿弱營衛涸流必濕劑以潤之是濕劑爲潤燥劑能潤澤臟腑之枯燥而增其津液者也其十一曰寒劑經云熱者寒之陶隱居曰治熱以寒是謂正治是寒劑即瀉火劑能減低體溫之亢進而退炎熱者也其十二曰熱劑經云寒者熱之陶隱居曰治寒以熱亦謂正治是熱劑即袪

方劑學

寒劑能興奮神經之沉滯而強心臟者也。

編者按：仲聖治病惟有汗吐下和溫清六法，至北齊徐之才始化為十劑，後陶隱居增入寒熱兩劑，合成為十二劑，宋元以後之醫家均視為金科玉律，其實皆不出仲聖之範圍。所謂輕可去實，汗法也；宣可決壅，吐法也；通可行滯，泄可去閉，滑可去著，皆下法也；其重可鎮怯，即旋覆代赭石之意；澀可固脫，即赤石脂桃花湯之意；建中湯、理中湯非補可扶弱乎？麥門冬湯、復脈湯非濕可潤燥乎？麻黃加朮湯、五苓散非燥可去濕乎白虎黃連瀉心等湯寒可勝熱之劑也。白通四逆諸湯熱可制寒之劑也則此十二劑者仲景書已無不全備後人不務深研則謂十二劑可補仲師之未備何其陋也

(二) 方劑之類別

中醫方劑種類甚多茲舉其要者約有湯飲露散丸膏丹酒八種蓋病有虛實新痼之不同則用藥有緩急補瀉之別仲景為醫中之聖其傷寒論中則有何者宜湯宜散宜丸宜飲之分可見丸膏丹散之應用

方劑學　　　七

於疾病亦不容忽視茲特表而出之是否有當深願後之學者作更進一步之研究以補本書之不逮則幸甚焉

（一）湯

湯者以諸藥煎成清汁而服之名之曰湯猶言蕩滌之意其行捷而其效速凡外感病及大病急病多用此法

（二）飲

飲者用水煮藥取汁宜冷服徐徐飲代茶者多稱為飲凡輕病熱病或病後餘邪或藥力過重而不宜驟服者宜之如香薷飲甘露飲等

皆是也

四 露

露者蒸取藥露有氣無質用以疏瀹氣機及治上焦微病者可代茶飲如銀花露杏仁露枇杷露等是也

银花露：能清头目
杏仁露：可去痰

五 散

散者為諸藥研碎之粉取其藥入胃中粘着胃壁不致直趨腸中及小兒易於服食凡上焦病及肌肉綱膜病小兒病均宜之

六 丸

丸者緩也以諸藥研碎加黏性物作成圓粒以溫水吞服凡慢性病虛弱病下焦病多用

方劑學

此為宜蓋其藥汁未經煮出入胃始漸消化其性緩而其力長故宜於上開諸病也

(六)膏

膏者以藥汁熬成稠膏也有內服與外用之別內服者以水煎熬噙在口中緩緩嚥下治上焦病宜之如瓊玉膏外用者以油煎熬敷貼於皮膚瘡腫處今之所謂膏藥古之所謂薄貼是也

(七)丸

丸者研藥為末和丸或名曰錠須磨服或化服或與不經煎煮而氣厚凡以芳透藥治病

者宜之，如萬應錠、紫金片等是也。

(八)丹

丹者，以藥劑之精煉配合，美其靈驗曰丹。其效用與丸同，如至寶丹、黑錫丹等是也。

(四)古今權量考

古今權量絕少相同，而古方之銖兩絲毫不能改易。章次公曰：古方若易其量投之，輒少見效。證以臨床實驗，亦為數見不鮮。然則學者欲調和藥物以處方，不可不先明古今之權量，然後對症立方，自可無然入扣。細考各家論說，亦聚訟紛紜，莫衷一是。求其取材最富考究最精莫若張氏山雷之古今藥劑權量不同考略。以古之一兩準今三錢許參以日人東洞集之考案亦以古之一兩準今二錢九分六厘許亦屬相近故不厭其多特全璧録下俾學者粗識其梗概而知所遵循焉

張山雷曰漢唐藥劑分兩皆重此由於古今權量之不同若粗知其沿革者類能言之固不必讀古書而色然駭也雖權量之沿革隨時變遷亦不能推究其密率之奚若然其大略固有可得而言者蓋度量權

衡之制皆古小而今大騐尺寸之制大約以古之十當今之八今木工石工所用匠尺猶為三代遺制蓋習其業者師以傳弟歷久不變故三千餘年尚未改革而權三與量則皆以古之三當今之一稽諸載籍具有明徵嘗考三代以迄漢魏度量權衡猶未大異至隋而始有大秤小秤之名小秤即古之權衡大秤即當時及後世之通用者也是其改革昉之于六朝而成之於隋世然其時習慣雖已沿用大秤而獨於藥量猶仍古之小秤此則昔人已有明言之者所以隋唐

之世方藥分量仍同前代證之千金方其說已信即如外台秘要一書雖成於唐之中葉亦止有銖兩而無錢數是皆藥劑仍古之明徵蓋當時開元通寶之錢雖已通行民間已以十錢為兩而并不羼雜於醫學書中此自唐以前用藥之權量固彼此皆同而未有區別者也迨至五代宋金則十錢為兩習慣既久遂以推及於藥劑於是醫家著述亦以錢兩計數則沿用後世之大秤而古稱及銖兩之法悉廢此醫藥界中大秤小秤之不同當以唐前唐後為一大

樞鈕矣。至於大秤小稱之比較。則孫氏千金方卷一明言十黍為一銖。六銖為一分。四分為一兩。十六兩為一觔。此神農之秤也。又言吳人以二兩為一兩。隋人以三兩為一兩。此孫氏言古三今一之明徵也。宋林億等。校正傷寒論。亦云三兩者。即今之一兩。可見自唐迄今。皆無異辭。且孫氏尚在初唐。其時藥劑固仍是古秤。則所言愈為可信。不謂自明以來。異說紛起。李瀕湖本草綱目序例引名醫別錄合藥分劑而註之則謂古今異制古之一兩今用一錢張景岳又

衣龍學

謂古之一兩當今六錢吳人王氏樸莊又謂古之一兩準今七分六釐言人人殊而立說又相去甚遠試問後學將何所適從外此之各自為說者以頤所見又有數家無不自詡為考覈皆精而試以古書為參証大率皆無實據未免臆說欺人疑誤後學甚非輕淺然此數家之言不合於古而世亦無有信之者本不必辯徒多辭費惟有王樸莊之說吳人唐笠三吳醫彙講載之浙人王孟英潛齋五種亦稱之近則陸九芝世補齋第三卷又極推重之而吳興莫枚士研

經言亦稱為不利之論。上海神州醫藥學報第二十六期刊入莫氏古方權量有定一篇，并載袁氏附誌，亦以為是。一似樸莊此說已為定論，懸之國門不能增損一字者。則上斅古昔，下誤後來，頗竊惑之，不可不辨。按權衡之制，古三今一，不僅唐之孫思邈、宋之林億有是說也。魏書食貨志齊文襄令錢一文重五銖者，聽入市用。計一百錢重一斤四兩二十銖，則古秤也。隋書食貨志高祖既受周禪，更鑄新錢，文曰五銖，重如其文。每錢一千重四斤二兩，若以古秤二十四銖為兩計之則五千銖之重當得二百八兩八銖而乃止有四斤二兩則銖是古秤而所謂四斤二兩已用當時通行之大秤矣乾隆時官撰皇朝通考亦云古之稱法至後世而加重隋文帝鑄五銖錢重如其文而每錢一千重四斤二兩則古秤之觔當隋一觔而不足古之五銖當後世之六分六厘隋書亦謂開皇古秤三觔為觔一孔穎達左傳正義謂周隋稱於古三而為一杜佑通典謂六朝秤三兩當唐一兩凡此諸說皆古三今一之確證又考阮文達積古齋

鐘鼎彝器欵識漢陶陵鼎其文明言重八斤一兩文建謂今庫平重五十三兩七錢二分是又今之一兩當古二兩半而弱。此其密率雖未必盡合要之古秤亦必時有輕重而大要總不離三與一之比較為近是又考升斗之制。古今相去若何言者更少尤難詳悉惟張景岳謂古之一升當今三合二勺尚屬近是而王樸莊非之乃謂古之一升準今六勺七秒識不知其何所据而云然即名醫別錄所謂古藥升上方一寸下方六分其深八分者容積太少亦嫌不近於理或古時量藥劑有此制而必非尋常通用之升斗可知試以仲景方證之每劑用水幾升煮取幾升云云者亦非此上方一寸下方六分之藥升可知否則數兩草木之藥而止有此戔戔之水浸漬不及何以煮汁耶或謂洵如是說則古方藥劑折合今之權量猶為太量得毋有疑古方之不合今用者乎即如仲景之麻黄桂枝二方麻桂各用三兩準以三分之一每劑猶得一兩而再以三服分之而每服猶得麻桂三錢有奇假令學者用子之說而寫方運用麻黄三

五錢豈不誤事則告之曰近醫處方三四錢之分量亦屬常見安可謂之重乎不過醫者當審病處方亦須視其人體格之強弱及膏粱藜藿之家以為用藥輕重之標準則自能操司命之權矣

（五）中藥配合之禁忌

中藥配合之禁忌即古說之反與畏然其所以然之理現尚未能明瞭茲將古來之傳說摘錄如下以備參考彼日臨床處方偶過反症藥石無靈者自不至受人以口實編者前閱滬上醫報載及一醫士治一

方藥學　六

產後症用人參五靈脂二味終結因症重而死該主人不察反歸咎於醫者用藥之失當乃控諸法庭涉訟經年致該醫士名譽財產俱蒙損失觀此情形則中藥配合之禁忌習醫者斷不可不知況當此時代世風日下人心不古醫訟案件時有所聞苟一不慎動輒僨事安可視為等閒而忽之耶

禁忌配合十八反歌　本草明言十八反逐一從頭說與君人參芍藥與沙參細辛元參及紫參苦參丹參並前藥一見藜蘆便殺人白芨白蘞並半夏瓜蔞

貝母五般真莫見辛熱之烏頭逢之一反疾如神大戟芫花並海藻甘遂以上反甘草聖賢遺下十八反尋常犯之都不好蜜臘莫與蔥白親石決明休見雲母藜蘆莫使酒來浸人若犯之都是苦

禁忌配合十九畏歌　硫黄原是火之精朴硝一見便相爭水銀莫與砒霜見狼毒最怕密陀僧巴豆性烈最為上偏與牽牛不順情丁香莫與鬱金見牙硝難合京三稜川烏草烏不順情人參最怕五靈脂官桂賢能調冷氣若逢石脂便相欺大凡修合看順逆

炮爁炙煿要認真

編者按藥理畏反之說非用化學方式難究其精微但我國科學落後化學實談不到惟有求諸古籍茲就古籍所載并參以鄙意為之解釋如下雖不能謂為完善諒亦無多違失所謂畏者畏其制我使不能盡我之所長所謂惡者惡其異我所謂道不同不相為謀總而言之彼所畏者我必惡之我所惡者彼亦畏我俱不能協同動作至所謂相反者則各懷酷毒兩仇不共共則必害事也然大毒之疾非用大毒之

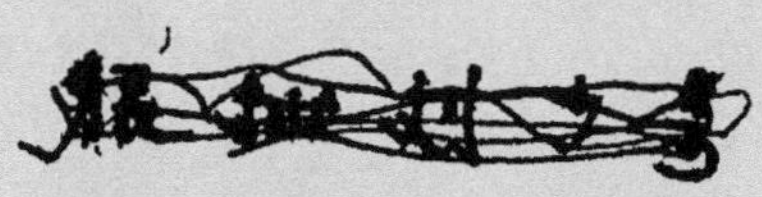

藥不能去之亦有用相畏相反之藥以合劑者如古方感應丸用巴豆牽牛同劑以為攻堅破積之用四物湯加人參五靈脂以治血塊二陳湯加藜蘆細辛以吐風痰丹溪治尸瘵蓮心散以甘草芫花同劑而謂妙處在此所謂神而明之存乎其人者耳

（七）編纂大意

蘇子瞻曰藥雖進於醫手方多傳自古人故漢書藝文志列方技為四種蓋經方十一家後漢張仲景崛

興扶擇經方撰傷寒金匱兩書集周秦以前之大成加減合度君佐不紊後世推為醫之祖自是以降名醫迭起良方秘法層出不窮如晉葛洪之肘後備急方唐孫真人之千金要方宋許叔微之本事方陳師文之和劑局方陳自明之婦人良方陳無擇之三因方嚴用和之濟生方金劉完素之宣明論方元沙圖穆蘇之瑞竹堂經驗方明趙以德之金匱衍義吳鶴皋之醫方考清鄂爾泰之刪補名醫方論王子接之古方選註吳儀洛之成方切用汪訒菴之醫方集解

柯韻伯之三朝名醫方論徐洄溪之傷寒類方陳修園之時方妙用等或自成一家或祖述前哲或註釋方義或韻爲歌括非不傑然大觀然亦有選擇未精語焉不詳或論雖精而不得治之要瑕瑜互見混淆雜糅後學讀之甄别爲難故不得不另起爐灶倣近人盛心如所著之實用方劑學體裁首列命名及藥品次列方類及劑别又次主治而并列旁治所以悉其應用再次加減而并列附方所以通其變化更次列以歌括所以便於記憶終以方解舉凡前賢有獨

得之秘或闡釋藥性方義或辨明方藥效能其義確有可取者咸擇而録焉更取諸近賢及東人以西洋醫學之原理解釋古方者附於古人論説之後互相應證不偏於舊亦不偏於新務求簡明易解俾學者易於領會後日臨床處方自能左宜右有是則編者之微意至於粗淺不文挂漏謬誤之處因編者才學疎淺不擅文辭加以藏書無多時間短促知所難免學者苟能細心研討補其漏而正其謬庶使本書為完善之書非獨編者個人受益也

桂枝湯

命名　以桂枝爲主藥故名桂枝湯。

藥品　桂枝三兩、芍藥三兩、炙草二兩、生姜三兩、大棗十二枚、

服法　右五味㕮咀。以水七升。微火煮取三升。去滓適寒温服一升服已。須臾啜稀熱粥一升。以助藥力。温覆令一時許遍身漐漐微似有汗者佳不可令如水淋漓病必不除若一服汗出病瘥停後服不必盡劑若不汗更服依前法又不汗後服小促其間半日許令三服盡

若病重者、一日一夜服、周時觀之、服一劑盡，病症猶在者、更作服。若汗不出、乃服至二三劑。禁生冷粘滑肉麵五辛酒酪臭惡等物。

喘家用 桂枝湯加厚朴杏子

項強用 桂枝湯加栝樓葛根

方類 偶方。

劑別 溫劑、或作輕劑。

主治 風寒在表、脈浮弱、自汗出、頭痛、發熱、惡風、惡寒、鼻鳴乾嘔等症。旁治自汗、盜汗、虛損、虛瘧、及熱性病之初起等症。若脈浮緊、汗不出者、酒客病、風寒而汗出者、俱禁用。

加減附方

本方去芍藥生薑名桂枝甘草湯治發汗過多叉手自冒心心下悸欲得按者

本方加附子名桂枝附子湯治發汗遂漏不止

本方加桂枝二兩名桂枝加桂湯治奔豚

本方去芍藥加附子名桂枝去芍藥加附子湯治風濕相搏身體疼煩不能轉側

本方去桂枝加茯苓白朮名桂枝湯去桂加茯苓白朮湯治頭項強痛發熱無汗心滿下微覺痛小便不利者

本方加芍藥生姜各一两人參三两名桂枝新加湯治汗後身痛脉遲者。

本方減甘草一半加芍藥一倍名桂枝加芍藥湯治誤下腹痛。

本方加厚朴杏仁名桂枝加厚朴杏子湯治下後表未解而微喘者。

本方去芍藥生姜加茯苓名茯苓桂枝甘草大棗湯治汗後臍下悸。

本方倍芍藥加飴糖名小建中湯治腹中急痛。

加葛根

芪治血痹

芪 治血痹

背強因津液不敷足之故也

葛根能送津液

項背強 加葛根

項背強乃津液不足之故也葛根能送津液於項背

本方加葛根四兩名桂枝加葛根湯治太陽病項背強几几反汗出惡風者。

本方除甘草加黃芪三兩名桂枝五物湯治血痹身痛。

本方加龍骨牡蠣名桂枝龍骨牡蠣湯治男子失精。女子夢交。

東人東洞翁以本方加桃仁地黃名桂枝桃仁湯治經道不通繞臍寒疝徹痛。

千金方以本方倍白芍加當歸飴糖名當歸

建中湯治婦人産後虛羸不足，腹中痛引腰背，小腹拘急。

陶節菴以本方加白朮、川芎、羌活、防風、飴糖，名疏邪實表湯，治症同桂枝湯而脉更虛者。

張壽甫以本方加知母，名桂枝知母湯，治症同桂枝湯而口渴熱壯者。

歌括　項强頭痛汗增風，桂芍生姜三兩同，棗十二枚甘二兩，解肌還藉粥之功。

方解　桂枝辛溫陽也，芍藥苦平陰也，桂枝又得生姜之辛，同氣相求，可用之以調周身之陽氣。芍藥而得甘草大棗之苦甘合化，可用之以滋周身之陰液。師取大補陰陽之品，養其汗源，為勝邪之本。又啜粥以助之，取水穀之津以為汗。汗後毫不受傷，所謂立身於不敗之地，以圖萬全也。

方論二 柯韻伯云：此為仲景群方之魁，乃滋陰和陽調和營衛，解肌發汗之總方也。凡頭痛、發熱、惡風、惡寒，其脈浮而弱，汗自出者，不拘何經，

瘧症用桂枝湯加黄芪當歸

瘧疟用桂枝湯加黄芪當归

不論中風傷寒雜病咸得用此發汗若妄汗妄下而表不解者仍當用此解肌如所云頭痛發熱惡寒惡風鼻鳴乾嘔等病但見一症即是不必悉具惟以脈弱自汗為主耳愚常以此湯治自汗盜汗虛瘧虛痢隨手而愈因知仲景方可通治百病與後人分門證類使無下手處者所可同年而語耶

「方論二」腹證奇覽曰夫桂枝湯之為方也在三陽之首用於為百病之始之風症為解肌救表之

主劑其方以桂枝為主蓋桂枝具芳香辛甘之氣味能使正氣與津液托出肌表當正氣達於肌表津液潤澤軀體之時營衛和諧而邪氣自解瘀水自降上衝之氣隨而平伏病亦就痊然方其病當正氣既已鬱塞水血為之瘀滯筋脉攣急胃管不利於是有拘攣疼痛乾嘔等症獨任桂枝之力不能解散此證故以芍藥為臣解其血分之結生姜大棗為佐以散胸膈胃管之水甘草為之使以協合

方劑學　三十[illegible]

諸藥緩內外之急合之可以健胃陽而宣正氣芍藥能解血脈之拘攣甘草能緩諸種之急迫二味相合名芍藥甘草湯可於治腳攣急見之大棗能治胸膈間之有停飲而攣急者觀於十棗湯甘麥大棗湯葶藶大棗瀉肺湯治懸飲攣急喘鳴等症可以知之生姜之辛味能解胃管之停水健胃氣而進飲食且生姜治嘔其效甚確其所以能治乾嘔以能開胃口解停水故也案禮記檀弓曾子曰喪

有病飲食酒肉必有草木之滋焉以爲桂姜之謂也蓋居喪有病血氣衰弱者爲養生起見雖許食酒肉惟恐其氣阻滯故必佐以草根樹皮之藥使酒肉之氣布於四體以養百骸會予以爲惟桂枝生姜易散而有效故如是云爾滋者增生之意使酒肉之氣布於全體增生津液與正氣之謂也是因生姜善開胃口使飲食不至停滯桂枝善助正氣能使飲食之津液滲潤於肌表故也古人養生之

法每用姜桂故孔子之不撤姜食不僅為口味之嗜好亦寓養生之意焉然則古人參用生姜其故蓋可知矣

「方論三」陸淵雷云桂枝富有揮發油其氣芳香能擴歛神經之弛緩用於上衝之症最著奇效芍藥能緩和組織神經之攣急能助組織之吸收故王好古謂其入肝脾血分所謂神經脾指吸收作用也桂枝氣厚為陽陽者向上向外故所主多上部外部之證芍藥氣薄為陰

陰者向下向内故所主多下部内部之證此二味為桂枝湯之主藥蓋中風之病有頭痛鼻鳴乾嘔等上衝之症又因肌表之組織血管弛緩有脉緩汗出惡風之症故治之以桂枝天下事物盈於此者必虚於彼肌表及頭面弛緩而充血則内部臟器及下部肢體必有攣急而病血者故治之以芍藥桂芍相協則全身無偏急偏緩之患血運亦因之而停匀故前賢謂桂枝湯調和營衛營謂血漿衛

謂體溫血還均勻，則體溫之分布亦平也。生姜健胃，能降水毒之上逆，故協桂枝以治上衝。大棗甘緩，協芍藥以舒攣急。至於甘草，前賢以為調和諸藥，然經方不用甘草者亦多，豈無須調和乎？西醫則以為調味藥，然經方味惡而不用甘草者亦多，豈無須調味乎？惟吉益氏藥徵以為主治急迫，庶幾近之。

編者按：太陽中風，頭痛，發熱，汗出，惡風，鼻鳴，乾嘔，脈浮緩等症。雖為本方之適應症，然能善於運用。其功難以盡述。如金匱妊娠之初。用本方以和血。東人生生堂治驗有謂以本方。治久年之下利。又余常以本方。加黃芪牡蠣。治陽虛自汗。亦有同等效力。可見活法在人。猶將帥之用兵。不在兵之多寡。而在調度之有方。古人有用藥如用兵之言。良有以也。

麻黃湯。

命名。君藥用麻黃故名之。

藥品。麻黃（去節）三兩　桂枝二兩　甘草一兩　杏仁（去皮尖）七枚

服法　右四味以水九升先煮麻黄减二升去上沫納諸藥煮取弍升半去滓溫服八合覆取微似汗不須啜粥餘如桂枝法

方類　大方

劑別　輕劑

主治　邪氣在表惡寒發熱頭身俱痛無汗而喘項背强脈浮緊旁治哮喘痲疹及熱性病之初期等又乳兒因鼻液乾涸之故致鼻孔塞閉不能哺乳者用本方亦有奇效若咽喉乾燥

及淋家、瘡家、衄家、亡血家、汗家等、雖見麻黃湯症、俱禁用。

本方加蒼朮、名麻黃加朮湯、治濕家身體煩重而痛。

加減附方

本方除桂枝加石膏、名麻杏石甘湯、治肺炎、汗出而喘、身熱者。

本方除桂枝加薏米、名麻杏薏甘湯、治風濕在表、發熱身體疼痛者。

本方去桂枝杏仁加附子名麻黃附子湯、治

脈沉。虛腫。為氣水。屬少陰。即西說之心臟性水腫。

本方去桂枝杏仁。名甘草麻黃湯。治一身面目黃腫。小便不利。

後人以本方去桂枝。用麻黃杏仁甘草。名三拗湯。治感冒風寒。咳嗽鼻塞。

歌括　七十杏仁三兩麻。一甘二桂效堪誇。喘而無汗頭身痛。溫服休教粥到牙。

方解　麻黃中空。辛溫氣薄。肺家專藥。而走太陽。能開毛竅以散寒。桂枝辛溫，能引營分之邪達於肌表。杏仁苦甘，散寒而降氣。甘草甘平，發散而和中。經云：寒淫於內，治以甘熱，佐以苦辛，是也。

方論一　柯韻伯云：治風寒在表，頭痛項強，發熱身痛，腰痛骨節煩疼，惡風惡寒，無汗，胸滿而喘。其脈浮緊浮數者，此為開表逐邪發汗之峻劑也。古人用藥用法取象之義，麻黃中空外直，宛如毛竅骨節，故能去毛竅之風寒，驅出皮

烏梅 能治下利血水
五倍子 堅果克 治下利而禁

烏梅 能治 下利血水
五倍子 煙竹克 治下利而禁

膚之外，桂枝之條縱橫宛如經絡，能入心化液，通經絡而出汗，杏仁為心果，溫能助心散寒，若能清肺下氣為上焦逐邪定喘之品。甘草甘平，外拒風寒，內和氣血，為中宫安內攘外之品。此湯服下而溱溱汗出，在表之邪盡出而不留，痛止，喘平，寒熱頓解。若脈浮弱，汗自出者，或尺脈微遲者，是桂枝所主，非此方所宜。蓋此乃純陽之劑，過於發散，如單刀直入之將，投之恰當一戰成功，不當則反受其害故用之發表可一而不可再。如汗後不解。便當以桂枝湯服之。若汗出不透。邪氣留連於皮毛骨肉之間。又有麻桂合半與桂枝二麻黃一之妙用。若陽盛於內而無汗者。又有麻黃杏仁石羔連翹赤小豆等劑。此皆仲景心法也。余治冷風哮與風寒濕三氣成痺等症。用此輒效。非傷寒一證可拘也。

方論二

湯本求真曰。本方雖與桂枝湯同為治太陽病之劑。然症有差別。治亦不同。桂枝湯證皮

桂枝 防風 [illegible]

川貝 瓜蔞 吐血痰

膚弛緩而令汗自出，即水毒不鬱滯于體表者，故雖有身體疼痛，而其程度遠不如身疼腰痛骨節疼痛之甚，又此毒不迫于呼吸器，故不至于喘。本方證則因皮膚緻密緊張，而不汗出之故，排泄為所阻止，水毒迫于筋肉關節，而致身疼腰痛骨節疼痛，水毒侵呼吸器，而致喘。如上所述，桂麻二方之證，僅有汗無汗之差，遂生千里之隔，是宜明辨不誤也。又云，本方别名還魂湯。金匱要略云：救卒死客忤還魂湯主之。即本方也。蓋此等症狀。非體內有病變使然。僅由某種原因。致皮膚呼吸突然停止。毒物之當自皮膚排泄者。因出路斷絕。遂轉一方向襲擊頭腦。來勢凶猛。結果遂陷于不省人事。故用峻發汗劑之本方。使鬱滯之病毒。仍向皮膚排泄。一掃而空之。則意識自可恢復矣。

方論三　陸彭年曰。麻黃為發汗藥。金元以前無異說。自張潔古王海藏輩以為手太陰藥。李東垣遂謂麻黃為肺經專藥，謂麻黃湯為發散肺經火鬱之藥，時醫乃無不謂麻黃肺藥矣。李氏之說雖誤，然其據以立論者，謂肺合皮毛肺主衛氣耳。肺合皮毛之故，已如上述。衛氣則是體温，而非呼吸之氣，於肺臟無與。據肺主衛氣以立論，前提既誤，結論安得不誤？所以致誤之故，則因不知喘之由於無汗也。丁福保化學實驗新本草引日人西尾重之說，謂麻黃發汗，除瞳孔散大及短時間之視力疲勞外別無他種不快之副作用勝於都酸鈉匹羅十浦等西藥又引三浦博士之說以麻黃冷服頗得利尿之效而始終不見發汗使三浦之言而信則麻黃之效可得而說矣夫尿與汗皆所以排泄水毒而互為消長者也溫暖則排泄於汗腺而為汗寒冷則排泄於腎臟而為尿仲景用麻黃但取其發汗故藥皆溫服而溫覆取汗溫服則發汗冷服則利尿尿汗雖異排泄水毒則一也故知麻黃

湯之效實為排泄水毒 仲景雖取其發汗然發汗之目的有為放散體溫者有為排泄水毒者為放散體溫則協桂枝如本方葛根大小青龍等其證皆有表熱者也為排泄水毒則不協桂枝如甘草麻黃湯越婢湯等其證皆無表熱或雖有表熱而不須放散者也藥徵謂麻黃主治喘欬水氣桂枝旁治發熱旨哉斯言得仲景之諸矣

又云麻黃湯用麻黃以發汗用桂枝以暢血

行使熱血達於肌表則熱從汗液以蒸散用杏仁以定喘用甘草以緩其急迫麻桂為方中主藥故知方意為發汗退熱從藥方以測病情益知其為放温機能衰減而非所謂寒邪傷營矣

編者按 日人編著方劑各方之末俱殿以治驗撮其意義蓋以參考前賢治驗可以見活用之法匪特有裨實用亦可觸發巧思今本課亦師其意將前賢及東人所用本方之治驗擴錄

數則附於本論之後以期互相發明增長學者見識俾將來臨床之際可以應用無窮也

一

舒氏女科要訣云曾醫一產婦發動六日兒已出胞頭已向下而竟不產醫用推生諸方及用推生靈符俱無效後乃延予視之其身壯熱無汗頭項腰背俱痛此寒傷太陽之表法主麻黃湯作一大劑投之令溫覆少頃得汗熱退身安乃索食食訖豁然而生此治其病而產自順也

推生湯　龜板　當歸　芎　血餘灰

二

方輿輗還魂湯條云此方為起死回生之神劑誠不愧還魂之名余曾治一小兒發搐二三日不醒者經群醫投藥數方及針灸法俱罔效余後諸師而至其脈初診之雖似沉絕待之少頃若隱若現因謂病家爲此子病勢已危以愚觀之熱邪鬱閉之義但得發泄庶幾可望回春即作麻黄湯與之使其母懷抱用被覆之須臾汗出而醒善哉喻嘉言曰若兒病發熱昏沉務擇傷寒名家循經救療百不失

方劑學　三十五

一、識為確論。

大青龍湯

命名、

取名於龍者，乃辛熱之劑，複以石羔，變為辛涼，正如龍為陽體而變其用，則為陰雨。至大之一字，乃形容非大劑不能克敵，稱大青龍。又一說，則謂義取青龍者，龍興而雲升雨降，鬱熱頓除，煩燥乃解，故以之名方。

藥品、

麻黃六兩　桂枝二兩　炙草二兩　杏仁四十枚去皮尖

石膏雞子大　生姜三兩　大棗十二枚

炎潤用石膏

[illegible]濕用知母

汗出过多恐其亡陽
牡蛎粉撲之
服頓时停止用人参附子湯
或以四逆湯

汗出脈沉遲而煩躁乃
四逆湯之症
頻 乃能睡不能眠
躁 乃不能睡

服法 以水九升，先煎麻黄，減二升，去上沫，納諸藥，煮取三升，去滓，温和一升，取微似有汗。汗出多者，温粉撲之。一服汗者，停後服。若復服，汗多亡陽，遂虛煩燥不得眠也。

方類 大方。

劑別 輕劑。

主治。 發熱惡寒，脈浮緊，身疼痛，不汗出而煩燥者。若脈虛弱，汗出而惡風者，不可服，服之則厥逆，筋惕肉瞤，此為逆也。

方義學

東人淺田栗園以本方加車前子名大青龍加苿苡湯，治天行赤眼或風火攻上眼球赤腫。均有奇效。

加減附方

[illegible]去桂枝生姜大棗[illegible]
[illegible]菊[illegible]治眼痛[illegible]
杭[illegible]
[illegible]石羔[illegible]杏仁[illegible]
菊[illegible]車前[illegible]赤芍[illegible]
麻黄湯去桂枝生姜大棗
加車前子[illegible]杭菊[illegible]赤芍[illegible]
治眼痛

歌括

二兩桂甘三兩姜，膏如雞子六麻黃，棗枚十二五十杏，無汗煩而且燥方。

方解

太陽寒鬱於表而生喘，用杏仁降之。太陽熱灼於裏而無汗，用石羔泄之。麻黃發汗，甘草和營，復有薑棗以調之。方義專在泄衛，故不用芍藥。欲其內清外散，故倍加麻黃，庶幾表裹鬱熱之氣頃刻致和。不使有傳變之虞也。

方論一

柯韻伯曰太陽中風。脈浮緊。頭痛發熱。惡寒身疼。不汗出而煩燥。此麻黃證之劇也。故加味以治之也。諸證全是麻黃。有喘與煩燥之別。喘者是寒鬱其氣。升者不得自如。故多用杏仁之苦以降氣。煩燥是熱傷其氣。無津不能作汗。故特加石羔之甘以生津。然其性沉而大寒。恐內熱頓除。而表寒不解。變為挾熱下利。是引賊破家矣。故必倍麻黃以發表。又倍甘草以和中。更用薑棗以調營衛。一汗而表裏雙解。風熱兩除。此大青龍清內攘外之功。所以佐麻桂二方之不及也。夫青龍以發汗解熱命名。其方分大小。在麻黃之多少。而不關石羔。觀小青龍之不用可知。石羔不能驅在表之風寒。但能清中宮之燔灼。觀白虎之多用可知。世不知石羔為煩燥用。妄為發汗用。十劑之輕可去實。豈至堅至重之質而能發汗哉。汗多亡陽者。過在麻黃耳。少陰亦有發熱惡寒煩燥之證與大青龍同但脈不浮頭不痛為異若脈浮弱汗自出者是桂枝證二證妄與石羔則胃氣不至於四肢而手足厥冷妄用麻黃則衛陽不周於身而筋惕肉瞤此仲景所深戒也要知少陰見陽證而用麻黃必固以附子太少異位陰陽殊途故寒熱有別桂枝證之煩因於木旺故用微寒微苦之劑以平降之大青龍之煎燥因於風動故用至陰至重之品以鎮墜之有汗無汗

虛實不同輕重有差也必細審其所不用然後不失其所當用耳

方論二 陸淵雷云大青龍湯之證脈浮緊發熱惡寒身疼痛不汗出皆同麻黃湯症可知亦是散溫機能衰減惟加煩燥一證為異煩者病人自覺心胸煩熱燥者因內煩而燥擾現於外也煩燥由於裏熱裏熱由於造溫機能亢盛造溫機能亢盛於內散溫機能衰減於外其熱猶高其病尤重此其所以異於麻黃證也

造溫不外此三者
養氣 摩擦 食物
散溫不外此三者
發汗 大便 利水

造溫不外 養氣 摩擦 食物
散溫不外 發汗 利水 下糞

故造溫機能亢盛而散溫不衰減者桂枝證也造溫不亢盛而散溫衰減者麻黃證也造溫亢盛而散溫衰減者大青龍證也造溫散溫亢盛者陽明白虎證也造溫衰減而散溫亢盛者少陰證也急性熱病之因於體溫變化者皆不越此範圍可知仲景之經方皆面面周到也

又云大青龍之主藥為麻桂石羔石膏所以制造溫之亢盛麻桂並用固為放散體溫然

麻黄之量三倍於桂枝，則排除水毒亦峻，故金匱以治溢飲，亦取效彰彰也。

治驗

湯本氏云：余曾治一五十餘歲之婦人，患眼疾，來院就診，其病為角膜潰瘍，潰瘍底有膿，若將穿孔，羞明流淚，眼珠前額顳顬部疼痛劇甚，不得安眠，脈浮有力，稍覺渴，舌微黃苔乾燥，微咳喘。余遵淺田栗園方函口訣法，以本方加車前子為主方，每夜兼用芎黃散，閱二週全愈，不留些少之痕跡，方之奇效于此

可見

醫事或問曰南部侯京屋鋪之留守某患腫滿乞診于余余診之喘鳴迫息而煩渴小便不通因與大青龍湯用藥經四十日不見藥效其時南部之門人在旁問藥方之當否余曰藥效之遲速不可測而方則的中彼猶有疑色然除用此藥外别無中病之方故仍用大劑與之又經二十日以急變來告往視之則前證益劇惡寒戰慄漉漉汗出舉家惶恐

余曰藥不瞑眩厥疾弗瘳仍用前劑終夜大汗出易衣六七次翌晨腫滿減半喘鳴平息小便快利更十日而復原

小青龍湯

命名　方名小青龍湯者取其翻波逐浪以歸江海不欲其興雲升天而為淫雨也

藥品　麻黃三兩　芍藥三兩　細辛三兩　乾姜三兩　甘草三兩
桂枝三兩　半夏半升　五味半升

服法　右以水一斗先煮麻黃減二升去上沫納諸

藥煮取三升去滓溫服一升

方類　偶方

劑別　輕劑或作燥劑

主治　治傷寒表不解心下有水氣乾嘔發熱而咳或渴或利或噎或小便不利少腹滿或喘者

旁治溢飲咳嗽咳逆倚息不得臥或見小百日咳及膚脹水腫等證

有汗用　麻黃石甘湯

無汗用　小青龍湯

加減　若微利者去麻黃加蕘花如雞子大熬令赤色若渴者去半夏加括蔞根三兩若噎者去

附方

麻黃加附子一枚炮若小便不利少腹滿者去麻黃加茯苓四兩若喘者去麻黃加杏仁五十枚

本方加石膏名小青龍加石膏湯治肺脹咳而上氣煩燥而喘脈浮心下有水氣

外台秘要以本方去芍藥甘草名沃雪湯治上氣不得息喉中如水雞聲者

近人張錫純以本方加杏仁石羔人參名小青龍加杏參石羔湯治外感痰喘脈虛數者

歌括　桂麻薑芍草辛三夏味半升記要諳表不解兮心下水咳而發熱句中探

方解　此寒傷太陽之表不解而動其裏水也麻桂從太陽以祛表邪細辛入少陰而行裏水乾薑散胸前之水半夏降上逆之氣合五味之酸芍藥之苦取酸苦湧泄而下行既欲下行而仍用甘草以緩之者令藥性不暴則藥力周到能入邪氣水飲互結之處而攻之凡無形之邪氣從肌表出有形之水飲從水道出

方劑學

而邪氣水飲一并廓清也

方論一 柯韻伯曰表熱不解而咳知內有水氣射肺乾嘔知水氣未入於胃而在心下也心下為火位水火相射則水氣之變幻不可拘如下而不上則或渴或上利而不下則或噎或喘而於陽胃則小便不利而少腹因滿矣惟發熱而咳為定證故於桂枝方去大棗之泥加麻黃以開腠理細辛逐水氣半夏除嘔五味乾薑以除咳若渴者是心火盛故去半夏之

燥熱加括蔞根以生津若微利與噎小便不利與喘者病機偏於向裏故去麻黄之發表加附子以除噎芫花茯苓以利水杏仁以定喘耳兩青龍俱治有表裏證皆用兩解法大青龍是裏熱小青龍是裏寒故發表之藥相同而治裏之藥則殊也此與五苓同爲治表不解而心下有水氣在五苓治水蓄而不行故大利其水而微發其汗是水鬱折之也本方治水之動而不居故備舉辛温以散水並

用酸苦以安肺培其化源也細繹仲景發表利水諸法精義入神矣

方論二湯本氏云本方以麻黄桂枝解表桂枝且可抑壓水毒之上迫以細辛乾薑半夏去胃内停水用芍藥五味收歛肺氣以治咳嗽以甘草調和諸藥且使組織之攣縮變為緩和如是則宿疾新病皆可消失故仲景云傷寒表不解心下有水氣咳而微喘發熱不渴咳逆倚息不得卧婦人吐涎沫等俱主以小青龍

瀉　主藥滑石　茯苓

瀉　主藥　乾姜　白朮

熱瀉　主藥　滑石　川連

寒瀉　主藥　乾姜　白朮

瀉可知本方之主目的為胃內停水之症其餘如發熱咳喘及其他症狀者皆本方所主治也。

編者按芍藥一物古籍不分赤白至梁陶宏景時始分為赤白於是經方之用芍藥者後世醫家或主用赤或主用白議論紛紜莫衷一是以余考之經方之芍藥當以白者為宜蓋白芍之藥效據今人考究謂白芍除含安息香酸之外又含澱粉砂糖鞣酸等故其效用除滅

桂苓五味湯治中之水飲泛濫桂四肢滿水戰慄

退上部充血撲損下部血瘀腫外又有收斂補益之功用於陽部充血及中風汗出神經痛等症有奇效至赤芍含最富安息香酸外無澱粉砂糖鞣酸等故其效用專主瀉血祛瘀凡血瘀於內及婦人血鬱經閉等症用之有效又據謝氏頌稱之論亦謂赤白芍藥皆含安息香酸惟白芍之含量少赤芍之含量多少則力微僅能止痛斂汗多則力緊兼能行血化瘀觀此二說桂枝小青龍二方之適應

治驗

症均無血瘀病理其芍藥當為白者無疑也

建珠錄云京師河源街傳兵衛之女病眾醫以為勞瘵而處方則皆無效羸瘦日甚旦夕且死傳兵衛素懼古方然不得已來求診治先生既往診之知其不信謝而歸翌月其女死後二年其幼女又病傳兵衛謁曰僕初有子女五人四人已亡其病皆勞瘵也蓋年至十七其春正月瘵必發至秋八月必死先生嚮所診者亦其一也今死矣幼女年十七今

滚痰丸之 青礞石 一两 大黄 八两 黄芩 八两 沉香 五钱 木香 五钱

亦在病中，僕非不知古方之奇效，惟以其多用峻藥爲懼，然用緩補之劑救之，又無一見效，願先生診之，雖死無所悔也。先生乃診之，氣大沉弱，四肢倦惰，寒熱往來，咳嗽殊甚，遂作小青龍湯及滚痰丸使服之，其歲至八月，平復如常。

葛根湯

命名

以葛根麻黄爲主藥，故名之。

藥品

葛根四兩 麻黄三兩 桂枝二兩 芍藥二兩 甘草二兩

葛根含有澱粉質

煩、渴、喘、咳嗽

是麻杏石甘湯症狀

麻黃桂枝 發汗

麻黃石膏 利水

生姜三兩 大棗十二枚

服法 右七味以水一斗先煎麻黃葛根減二升去上沫納諸藥煮取三升去滓溫服一升覆取微似汗不須啜粥餘如桂枝法

方類 大方

劑別 輕劑

主治 太陽病項背強几几無汗惡風太陽陽明合病下利又太陽病無汗惡寒欲作剛痙者

加減附方 本方加半夏名葛根加半夏湯治太陽與陽

黄芩 是清熱之藥

桔梗 薏米 亦是排膿

皮膚病不能收口用

桂枝 薏米

黄芪 白朮

明合病不下利但嘔者

本方加黄芩名解肌湯治天行病頭痛惡寒壯熱者

本方加桔梗薏米名葛根加桔梗薏米湯治上顎竇蓄膿症即中説之腦漏鼻淵

本方加蒼朮附子名葛根加朮附湯治肩背惡寒作痛

本方去生姜紅棗加桑葉杭菊胆草連翹名平瘧解疫湯治腦膜炎初期有惡寒身熱者

歌括　四兩葛根三兩麻棗枚十二效堪誇桂甘芍

二姜三兩無汗憎風下利痊

方解　葛根為荳科宿根草葛之塊根採掘後晒乾而成其主成分含有無臭無味之純粹澱粉具粘滑性故用可作緩和平熱劑本草別錄云葛根解肌發表出汗退熱以其含有緩和藥之澱粉故有止利平熱作用及旁治喘而汗出之藥也凡緩和平熱劑之通性兼有鎮痙作用故於作項背強直制止劑也

葛解肌　能發表治之

蓋利附子　令葛可以強心

臟使血液上至肩背

四十七

方劑學

麻黄、日、名豆補草古方皆賞用為發汗劑本藥用於發汗時據日人之研究患者之唾液分泌稍亢進爾時尿分泌亦增加於二十四小時內常感有麻黄臭氣之排泄尿其汗中亦有麻黄之臭氣且於發汗時覺全身溫暖此時心臟之機能亦亢進脈搏數亦增加但發汗既終則仍復原狀并無他種不快副作用其主成分據長井博士分析為愛佛特林能促進汗液分泌兼有鎮痛定喘諸作用吉益東洞藥徵云麻黃主治喘咳水氣旁治惡寒發汗身痛骨節痛一身黃腫又三浦博士以麻黃爲煎劑冷服用於慢性腎臟炎患者謂利尿作用甚著是麻黃除上述諸作用外尚有利尿作用也

桂枝爲樟科植物之樹皮產中國南部及安南等處其主成分爲揮發油及鞣酸樹膠糖等據日本藥局方列爲芳香性健胃藥及神經藥本藥可作芳香性健胃藥及神經藥者

以其主成八分為揮發油蘇醒護膜糖等能亢進胃液及唾液之分泌以振作消化機能能發汗解熱降衝鎮痛通經諸作用以整調血液之流行禦微與桂枝主治衝逆奔豚頭痛發熱惡風汗出身痛甄權謂去冷風疼痛元素謂去傷風頭痛開腠理者均此理也白芍為毛茛科植物產浙江杭州等處其主成分為安息香酸及澱粉蘇醱砂糖等微苦甘味收斂為鎮痙止痛之藥因神經感動而

川貝可治熱咳

發之痙攣搐搦瘛瘲及筋肉攣急頭旋眩暈癲癇子宮痛中風汗出用之殊有特效日人者並東洞曰芍藥主治筋肉拘攣兼治腹痛身體不仁熱病中風汗出等不僅經驗亦有學理也

甘草為荳科植物產中國陝西及歐州等處其根可為藥品因其味甘而得名其主成分為葡萄糖及纖維樹脂等其生理作用與一般糖質無大差異惟所異者較其他糖質[illegible]

銷促進通便之作用故可思緩下之效又咽
喉乾燥呼吸器疾患時用之有和緩祛痰之
效古語云病者苦急急食甘以緩之其甘草
之謂乎

生薑為姜科植物宿根草之根產於熱帶溫
帶各地其根可入藥又可作食品味辛烈其
主成分為揮發油軟性樹脂含蓋湼爾澱粉等
在粘膜上其刺激作用甚為強烈即施於皮
膚上亦起燃灼之感內服則有芳香健胃之

亭滯胃中生有濕氣故有促進消化健胃驅風止嘔吐逐停水諸功效白井光太郎曰生薑主治健胃止嘔發汗發散風寒旨哉言乎

大棗為鼠李科植物產山西青州等地富於甘味其主成分為糖質粘液質與甘草同為緩和藥凡緩和藥多能緩解筋肉之攣急而由拘急所起之疼痛亦因緩解而消失日人吉益氏以筋肉攣急為大棗之主治良非虛語章次公云大棗不獨有緩解組織之作用

並可用於攝持胃液如仲景之用十棗湯葶藶大棗瀉肺湯是也

方論

葛根湯治外表症兼下利者古說皆謂為太陽與陽明合病今試之方藥葛根湯治太陽症兼下利者皆效若有陽明病輒不效則古說合病之語不足據也明矣今人謂仲景方治症有效治病則無靈誠有經驗之言蓋本方之能治項背強之外表症又治自下利之裏症者則以葛根能起陰氣輸達津液故也

津液不達於項背則為項背強。凡凡津液下注於直腸則為自下利。本方以芍藥弛緩內臟組織血管之攣急。以葛根輸達津液。使消化管中之營養液吸收於血管。合麻桂灌輸於肌表則項強惡寒發熱自除。合棗甘使腸粘膜緩和色攝則下利自瘥。至於麻疹痘瘡猩紅熱等其病毒必須排泄於肌表者。得葛根湯則病毒亦隨外達之津液流透達發。由是觀之本方應用甚廣。而葉派不加深考。乃妄謂葛根竭胃汁，致令人遇有本方主治之症，舍而不用，而用輕清之藥，病輕者幸能濟力，重者，必歸於不救，賢如天士不免小疵，甚矣方術之難也。

治驗

生生堂治驗云：一衲子年三十餘，來寓於浪速之逆旅，卒感外邪，惡寒發熱，頭痛如劈，腰背疼痛，四肢困倦，脈洪數，飲食不進，臨似傷寒，急作大劑葛根湯，一日夜進五劑，溫覆取汗，如此者三日，惡寒僅減，餘症如前。余謂侍者曰。此疫將爲大患，慎勿輕視。是夜五更起診，其脉如轉索，來去不自由。余以受邪太深，殆將不起。益進葛根湯，增其銖兩。經五日，侍者來告。病人發紅疹，滿面見點，其余抵掌曰：有是哉。此納生集，翌日熱去食進，脉亦復常，復二十日而全愈。可知年長患疹者，透出較難，而葛根麻黃實拯其死。

漫遊雜記云：一兒年五六歲，病天行痢二日，發驚癇，直視攣急，身冷脉絶。醫將用三黃湯

急驚多熱
慢驚多虛

急驚多熱
慢性驚多虛

余止之曰：癇發於初病時，元氣壯盛，雖危不死。今有身熱，明是外證未散，而用三黃湯則表熱內陷，裏症益急，必至遷延數十日而不愈。彼時元氣虛弱，再發癇則不可救矣。今日之症，唯須發散耳。乃以葛根湯服之，稍加熊膽以治癇經。五日而癇愈，癇亦不再發。

編者按：觀於此案有當注意者二事焉。其一，小兒得急性熱病，熱高者往往發痙攣，時醫謂之急驚風，其實非真正腦及神經病，急解其表熱，

平常病宜先解表而後清裏
虛脫病須先救裏而後解表
補脾之藥 白朮 茯苓 薏米 淮山
雞內金能攝精止[illegible]
桃仁 紅花 金[illegible]
蝸蠬可以治小便下[illegible]
風姜則發 可治無嗽
生竹茹可止嘔吐
有表熱可用葛根及[illegible]

則瘧瘳自止。其二病有表裏證者，當先解其表，表解而裏未和，然後乃治其裏，此皆治病之大法，學者宜拳拳弗失者也。

命名　葛根黃芩黃連湯
以葛根芩連為主藥，故以名湯

藥品　葛根半斤　炙草二兩　黃芩三兩　黃連三兩

服法　右四味，以水八升，先煮葛根，減二升，納諸藥，煮取二升，去滓，分溫再服。

方類　偶方。

细辛能撑張子宫

桃仁红花可以服胎

琥珀黑可以治小便不通

归身麦冬能收缩子宫

可治胆咳

瓜蒌川贝

竹榆可止热哑

劑别 寒劑

主治 本太陽病、桂枝證。因誤下邪熱入裏。其脈促喘而汗出者。又為急性胃腸炎之下利用此亦效。幼科雜病要方論口訣云。此方用於表邪陷下之下利有效。尾洲之醫師、用于小兒之疫痢屢奏效。余用此方治小兒熱痢亦有多次之經驗。本方證之喘因熱勢內壅之故非主症也。

附識 本方加大黃三兩名葛根三黄湯治項背强

患下迫，蘊鬱腑中蓄熱，口舌腫痛腐爛者。

本方加紅花、石膏，名六物葛根湯，治口瘡。

歌括

葛根、黄芩、黄連湯，甘草四般治二陽，解表清裏兼和胃，喘汗自利保平康。

當歸荆芍白芍芎藭

生姜葛根 黄芩 黄柏 吴萸

劑介……

方解

葛根、甘草解說見前葛根湯條下。

黄芩為玄參科植物，產於四川、陜西等處，其主成分據日人高橋順太郎之研究，為一種呈黄色針狀、無臭無味之結晶體，命名為司克脫拉蘭能，平局部之充血，及消息性之腸

偶是安胎聖品

芩 連 柏

上 中 下 三焦

方劑學

卷十四

腸澼下膿血

寒濕利用平胃散加砂仁殼、丁香、木香

寒熱清熱　黄連利湯

濕利久痢鬱下紅糞甘草

脾虚出血　生地炒炭

炎。凡心下痞，胸膈滿，嘔吐下利等，黄芩均為要藥，並前賢所謂黄芩性味苦寒，能清上焦之火，及利濕熱為特長，以余觀之，亦不為無見。蓋濕熱多心下痞，而其病又在腸之局部，用黄芩以治痞而消局部之炎證，以臨床實驗亦厥效彰彰。張石頑曰：黄芩苦寒而清腸胃，故濕熱黄疸、腸澼熱利，為必用之藥，得芍藥、甘草，仲景名為黄芩湯，治下痢膿血、腹痛後重如神云云，可見本藥之效能，其為消局部变性、識堅確不移矣。

黄連為毛茛科植物，產於四川雅州眉州等處，真主、成分為淡鹽貝林及些少之鞣酸。據日本藥局方列為收斂及苦味健胃劑，本藥可作收斂及苦味健胃藥者，以其所含之成分能增加胃液之不足，使消化機能亢盛，又能刺激腸壁使之收縮，故有制酵及止利作用。若與痢病痢菌相遇，亦能制其繁殖力，故亦可治赤痢、腸炎等。又從古說黄連可以治心下痞、止嘔吐、瀉心火、肝火、胃火、濕熱等。研究之。本藥性味既與黃芩相類，雖能減低局部充血、及消除局部之炎，如頭暈、脹目赤痛、得食則嘔等症，前人皆謂為肝胃之火上衝，用黃連能治之。其實皆上部充血，本藥能減低之至。心下痞為胸中熱，濕熱為病灶在腸，俱為其症機轉，本藥均能消除之。顧子靜曰：黃連之用有四：(一)小兒急性腸炎；(二)赤痢；(三)腸窒扶斯之下利；(四)心下痞及消化不良用黃

方論

連均得美滿之結果，洵有閱歷見道之言也。

太陽病，桂枝證，本是肌表充血，熱在於表，當發表解肌，散其表熱。誤用下劑，引起腹腔內之充血，則表熱隨血入裏，而腸熱，故協熱下利。仲師主以本方，用葛根輸運其津液，則腸中水分減少，下利自止；用芩連清其裏熱，則充血自平，喘而汗出亦自愈。但用芩連之症，據東洞翁之考究，病人必自覺心下痞滿，乃可用之，如瀉心諸湯可見也。然心下何以痞滿乃因胸腹充血之故，胸腹何以充血，因誤下而表熱内陷之故，蓋人體對於疾病及有害物，本有抵抗消弭之本能，即西醫所謂自然療能，吾人所謂正氣也，不當下而誤下之，則下藥為有害物，於是正氣驅氣血向裏以為抵抗而充血，既充血則肌表之充血自平，於是名為表熱内陷，表解而裏熱熾盛，熱在腹則下利愈益不止，熱在胸則心下痞滿喘而汗出，以芩連平胸腹之熱，又重用葛根不獨輸

頸項之痛用吴茱萸湯　是厥陰藥

内經即是靈樞素問

空元

故

凡下痢 身熱如焚
脈細小
熱不休
痢不止或變漏水
此四種皆屬不治

釋按議此利又言逆熱外出使以甘草和諸藥以收陰陽使邪去則正不傷脾胃亦能自復諸證自平矣

治驗

陳修園曰余曾治室種暑之女患痢身熱如焚諸症不治余細思之乃卒然暴出蓋身熱而痢竭燥渴餘邪對症良方於是立此湯與服不二劑全愈可見長沙方之取用不窮也

周岐隱曰去年吾鄉流域區霍亂甚盛溫熱寒涼諸方皆不相宜惟投以葛根芩連甘草

類霍亂腹有痛

真霍亂腹不痛

方劑學

湯加半夏則應手而效即極危之症者亦莫不起死回生此方用以治療霍亂乃廣西羅哲初先生所發明余初猶不信其功效有如此之偉後經歷試方知果有奇驗湯羅哲初先生發表謂類霍亂以此方治愈者不下五六百人成績遠出西醫治疫院之上此亦古方中別開生面之新紀錄也

麻杏石甘湯

命名　因四味俱為要藥故名之

麻黄石羔合用所以泻心
脉数烦咳喘渴者麻杏
石甘湯為要藥
汗後有惡風寒可用桂枝湯
若無惡風則不可用

藥品 麻黄 石膏 杏仁 甘草

折合 三 六 四 一半

服法 右四味以水七升先煮麻黄去上沫納諸藥煮取二升去滓温服一升。

方類 偶方

劑别 寒劑或作輕劑

主治 大論云發汗後不可更行桂枝湯若汗出而喘無大熱者麻黄杏仁甘草石膏湯主之

方機云治汗出而喘熱伏者又治喘而渴者

張氏醫通云冬月咳嗽寒痰結於咽喉語聲

方劑學 五十八

不出者，此寒氣結而會厭，故卒然而瘖也。麻杏石甘湯主之。

方輿輗云：用小青龍湯、表解而喘尤甚者，水熱相結也，麻杏石甘湯主之。

類聚方廣義云：麻杏石甘湯治喘欬不止，面目浮腫，咽乾口渴者。

陸九芝曰：麻杏石甘湯治溫病初期，勝葉吳之銀翹、桑菊多多也。

惲鐵樵云：日人野津猛勇謂本方治實扶的

辛涼解表之劑用麻膏今用以代之
風溫之症可以用 川貝 杏仁
桂枝 牛蒡子 桑葉 甘草
（實扶的里病）即俗名白喉也。

且病實驗良效余累其意用於喉痧之惡寒
身熱脈浮數而喘喉痛微有白腐者用之殊
有特效
章次公曰小兒痧後每見氣急鼻扇身熱不
退麻杏石甘湯是要方
章太炎曰咳嗽發熱喘渴西名肺炎用中法
治之若無汗宜小青龍加石膏湯有汗宜麻
黄杏仁石羔甘草湯
本方去杏仁加生薑大棗名越婢湯治風水

麻黄作用有三
一發汗合桂枝
二解热合石膏
三利水合茯苓

痰稀如水口不渴者宜
用小青龍湯主之

助識

達闢即是桔梗下面

下腫曰水宜利水

上腫曰風宜發汗

形寒[illegible]於肺部而實用細辛乾薑

川貝桔梗治痰咳

惡風一身悉腫脈浮汗出無大熱者。本方加桔梗青黛花粉細辛射干鸕鶿涎名鸕鶿涎丸治小兒欬則連聲不止至嘔乳乃止兩名百日咳。外臺以本方加黄芩桂枝白芍生薑名麻黄湯治喘咳惡寒身熱面赤者。本方加桑白名五虎湯治小兒熱咳喘急

歌括

麻杏石膏甘草湯内清外散有奇功葉派風温推桑菊可知全未夢南陽

杏仁主治剧烈咳嗽及顿咳
牡蛎 淮山 川贝 治肺痨咳
象贝 虫草

方解

麻黄杏甘石膏湯方解觀見前葛根湯條下

杏仁其主成分爲係脂肪油及亞密加他林爲鎮咳祛痰定喘藥用於風邪與痰飲有鎮痙及鎮痛作用故凡氣管支病及劇烈之咳嗽等呼吸器之本藥之能鎮欬定喘因其成分之亞密加他林入胃後分解而爲情酸能迅速麻醉及鎮靜呼吸中樞使病者劇烈咳嗽與呼吸困難皆得以緩解也

石膏之主成分爲硫酸加爾叟謨其主治爲

方劑學　六

解肌退熱、止煩渴、若與麻黃同用則靈妙更不可言狀、如表寒化熱、麻膏為要藥、東國喜多村曰石膏與麻黃同用則有走表驅以發鬱陽之功、以發鬱陽四字、蓋深得仲景方義者、又麻膏同用、有時亦可作強心劑用之、如小兒痧子後氣急鼻扇、脈微弱、投以麻杏石甘湯、其效如響、又小兒之頓咳、麻杏石甘亦為要方、蓋小兒頓咳之病理、依西籍所載、為肺氣管痙攣、故欬則連聲、本方所以能

治之者，因麻黄合用，可以泄緩肺氣喘之症
學見。

方論一

柯韻伯曰：石膏為清火之重劑，青龍、白虎皆
賴以建功，然用之不當，適足以召禍。故青龍
以無汗煩躁，得薑桂以宣衛外之陽也；白虎
以有汗煩渴，須粳米以存胃中之液也。此但
熱無寒，故不用薑桂；喘不在胃而在肺，故不
須粳米。其意重在存陰，不必慮其亡陽也。故
於麻黃湯中去桂枝之辛熱，取麻黃之開，杏

仁之降，甘草之和，僅石膏之大寒，除內蓄之實熱，斯肺氣清，而內外之煩熱退，喘急除矣。

方論二

陸淵雷曰：大論（傷寒）云汗出而喘，無大熱者，可與麻黃杏仁甘草石膏湯，此條近人均疑有誤。今細考之，皆不善讀書之過。夫大論麻杏甘石湯證，兩條皆云汗出而喘，無大熱，即金匱越婢湯證，亦云自汗出，無大熱，千金內極門解風痹湯，亦有麻黃，其證亦云汗大泄，是知汗出者不必禁麻黃，無大熱者不必禁石膏

大論（傷寒論）

煩渴 為白虎湯證

汗後 麻黃湯

下後 麻杏石甘湯

芍藥甘草附子湯治陰陽双亡病
能屈而不能伸者病在根
能伸而不能屈者病在骨
半夏加當歸能止嘔
巴豆加桂枝能作吐
生薑加杏仁能止吐

矣。凡言汗出禁麻黄者，懼其放散體温，汗多亡陽也。無熱禁石膏者，懼其過制造温也。今考仲景方，用麻黄促進放温者，必合桂枝，不合桂枝則但治喘欬水氣。用石膏過制造温者，必合知母或竹葉，不合知母竹葉則但知煩渴。方藥之用，因其配合而異，豈可拘拘於一味之宜忌乎。吉益猷續藥徵云：麻黄合杏仁則治疼痛及喘，合桂枝則治惡寒無汗，合石膏則治汗出。斯言得之。

治驗　丁叔康曰四月間某日晚，余展讀醫報時忽有友人匆促狂奔至邀往診其子謂勢甚險要乃隨之而行至則見病者哮喘不已脉來浮數苔淡黃舌乾絳壯熱無汗喉部紅腫微有白腐遍身微赤此喉痧也即與麻杏石甘湯加牛蒡姜蚕貝母薄荷一劑汗出熱減喘寧痧現後增入元參銀翹等藥服之即愈

丁甘仁曰余曾治一小兒寒熱無汗咽喉腫痛牙關緊閉痧痳佈而隱約甚則夢語如譫

服鬱數不揚舌苔薄膩而黃余斷定為疫邪失表將欲內陷非麻黃石膏不足以解表清裏乃急進麻杏石甘湯與服連服兩劑諸症皆退不數日而安

五苓散

命名 以分量論苓為臣藥然二苓相輔則五者之中則為君藥故名五苓又一說則以五味俱為利水要藥其功用無分軒輊故名之

藥品 豬苓三錢 澤瀉五錢 白朮三錢 茯苓三錢 桂枝二錢

服法　右五味擣為末以白飲和服方寸匕日三服
　　　多飲煖水汗出愈

方類　奇方

劑別　通劑

主治　大論云若脈浮小便不利微熱消渴或渴欲
　　　飲水水入則吐者名曰水逆五苓散主之
　　　又云霍亂頭痛發熱身疼痛熱多欲飲水者
　　　五苓散主之
　　　金匱要略曰假令瘦人臍下有悸吐涎沫而

癲眩吐水也五苓散主之
直指云五苓散治濕症小便不利
方極云五苓散治消渴小便不利若渴欲飲水
水入則吐者主之
類聚方廣義云霍亂吐下後厥冷煩燥渴飲
不止水藥共吐者嚴飲湯水果物每欲飲水輒與
五苓散但一貼服二三次為佳不過三貼嘔吐
煩渴必止吐渴俱止則必厥復熱發
體惰痛仍用五苓散則漐漐汗出諸證脫然

而愈

吳遵程方論云：五苓散通內外水飲之首劑，凡太陽表裏未解，頭痛發熱，口燥咽乾，煩渴飲水，水入即吐，小便不利者，宜服。況須認之，症精確用之〻若元勁若津竭陰虧作渴而小便不利者，再用五苓利水劫陰之藥，則禍不旋踵矣。

張景岳說云：春夏之交，人〻病如傷寒，其人汗自出，肢體重痛，轉側難，小便不利者，名風濕。

非傷寒也陰雨之後卑濕或引飲過多多有此症但多服五苓散小便通利濕去則愈

傷寒百問經絡圖云五苓散治不伏水土或吐或瀉渴飲小便不利又治黄疸如黄橘色心中懊急眼睛如金小便赤澀大便自利煎茵陳湯下立愈

曾世榮曰小兒驚風及泄瀉並宜用五苓散以瀉丙火而滲濕土因其内有桂枝能抑肝風助脾土也傳云木得桂而枯是也

附方　本方去桂枝白朮加滑石阿膠名豬苓湯治脈沉發熱渴欲飲水小便不利或淋痛尿血而痛者。

本方去桂枝名四苓散治泄而小便不利。

本方加蒼朮名蒼朮五苓散治寒濕腫滿小便不利。

本方加茵陳名茵陳五苓散治濕熱發黃口乾渴者。

本方加石膏滑石寒水石名桂苓甘露飲治

夏月暑濕。泄瀉身熱口渴者。
本方去桂枝澤瀉名豬苓散治嘔吐病在膈
上思飲水者。
本方去桂枝豬苓茯苓名澤瀉湯治心下有
支飲常苦眩冒。
本方去桂枝豬苓澤瀉名茯苓白朮湯治脾
虛不能制水。濕盛泄瀉。
本方加人參名春澤湯治無病而渴與病瘥
後渴者。

本方去桂枝加蒼朮甘草梔子黄芩羌活名
二朮四苓湯通治表裏濕邪兼清暑熱
本方加滑石甘草梔子燈草名節菴導赤散
治熱蓄膀胱小便不通而渴者
本方合平胃散名胃苓湯一名對金飲子治
中焦濕盛脾胃升降失司糞溏溺少腹滿不
思食者
本方合黄連香薷飲名薷苓湯治傷暑泄瀉
身熱微惡寒者

本方合小柴胡名柴苓湯治同小柴胡症而兼泄瀉者

歌括　五苓散治太陽腑　白朮澤瀉豬茯苓　膀胱化氣添官桂　利便消暑煩渴清

方解　茯苓之主成分為匹克聖其應用以小便不利或尿意頻數與胃內停水及心悸亢進或筋肉之間代性痙攣為主目的其餘如止瀉消腫等功效亦不外利尿作用而已但本藥之能奏利尿功效者因其主成分為匹克聖

能使腎臟血管球之濾過作用增大則全身之積水皆得以排除故前人謂茯苓甘而淡能益脾逐水乃除濕之聖藥亦有經驗之言也

白朮為毛茛科之芍藥屬產浙江安徽江蘇等省含特殊之揮發油能刺激胃腸粘膜發揮健胃作用并幫助其吸收入血中即能令血液之循環增速腎臟之血管亦同時擴張而利尿之機能遂因此增進故其作用頗類

似人茯苓惟所異者本草性温不利於炎症亂比茯苓之表裏陰陽虛實皆可用但助腸胃之吸收為本藥而特未助吸收則營養亦隨之而佳良即前人所謂補脾和胃温中益氣又水瀉之下利白朮為要藥蓋亂瀉之病理為水毒停滯於消化管本藥能恢復腑臟之機能使消化管內之水毒自胃臟排出則下利自瘥故國醫以利尿劑治下利無形中適合科學原理也

方剂学　　二十八

泽泻之成分未明，其应用以利尿频数或减少，并胃内停水为主目的。与茯苓、白术、朱苓差异，惟所异者，茯苓于是等症状之外兼治心悸亢进、肌肉之间代性痉挛，而用于表里阴阳虚实各症，本药无兼治心悸亢进及肌肉之更迭性痉挛之能，而只适治眩晕之作用，并用于里虚证为主，术亦用于里虚证，与本药同，所异者，术之性温，适于阳虚证而不适于阴虚证，本药性凉，不适于阳虚证而适于

陰虛證能去濕熱有醫渴之特能張秉成謂澤瀉一莖直上能輸水津於口舌即止渴之理也

猪苓亦為利尿藥之一其作用類似茯苓澤瀉所異者本藥解熱止渴之作用較強而不能治茯苓所治之症亦無治暈眩之能比之茯苓與朮其解熱利尿作用特為有力故本藥用于炎症之小便不利最為特長如猪苓湯之治熱渴小便不利淋病尿血以猪苓為

君是也

桂枝解説見前葛根湯條下

方論一趙羽皇曰人身之水有二一為真水一為客水真水者即天一之所生客水者即食飲之所溢故真水惟欲其升客水惟欲其降若真水不升則水火不交而為消渴客水不降則水土相混而為腫滿五苓散一方為行膀胱之水而設亦為逐内外水飲之首劑也蓋水液雖注下焦而三焦俱有所統故肺金之治

節有權脾土之轉輸不息腎關之開闔得宜則溲溺方能按時而出若脾氣不行則高源化絕中州不運則陰水氾流坎藏無陽則層冰內結水終不能自行不明其本而但理其標可乎方用白朮以培土土旺而陰水有制也茯苓以益金金清而通調水道也桂枝辛熱且達下焦味辛則能化氣性熱專主流通州都溫煖寒水自行再以澤瀉豬苓之淡滲者佐之禹功可奏自無氾濫之患矣

方劑學　八八

方論二　陸淵雷曰五苓主證之病理為腎臟泌尿障碍致小便不利故血液中水毒充積血既積水則胃腸中水分不復吸收入血故胃中亦有積水液體之代謝既起障碍則唾腺及口腔粘膜亦不分泌故覺口渴然因胃有積水故水入則吐本方以猪苓澤瀉茯苓利小便恢復腎臟機能以白朮助其吸收排除胃腸之積水以桂枝降衝逆使服散不吐兼解脉浮發熱之表使水毒由汗液中排出以幫腎

臟之忙故桂枝為一方之關健時醫畏桂枝如虎特去此味謂之四苓方意盡失不用湯而用散以白飲和服者因水入則吐故也多飲煖水者舊水既去液體之代謝復常必需新水補充然後體工得易於復常也

編者按本方大論用以治霍亂一節驟視之似覺方不對證深研之則有至理存焉蓋霍亂之病源雖在腸不在腎然以臨床所見霍亂初起未到四逆證時往往發現五苓證候至四逆

回陽之後亦有五苓證候此中原理日人湯本右衛門研究最爲精詳故特録其論説一節如下於以見古醫學之精神也

湯本求真臨床應用漢方醫學解説云虎列拉病由腸内感受虎列拉菌而發固不待論矣然其生産毒素有一種特性常從腎臟細胞侵入他臟器細胞且不甚侵襲他臟器獨先攪亂腎臟遂令發代償性吐瀉爲本病之特有證狀乃腎臟障礙之結果也故本病初期宜于

可及範圍內投大量五苓散以速治之。其可為此說之論據者有六：(一)開始即起尿閉症。(二)初期發煩渴、口燥、水逆等五苓散證。(三)有尿利者得救。(四)經過中常發尿毒症。(五)遺殘病常為慢性腎臟炎或糖尿病。(六)據剖驗所見者，腎臟之變化最甚。據此則霍亂必起腎臟障礙已成天經地義，用五苓以治腎病，本為的對之方。可見仲景雖生在科學未萌芽時代，而其認症用藥之本領，已能洞燭陽垣

識有速勝近今之科學研究也

治驗

醫方口訣集云余治平野莊一民傷風發熱口燥渴與水則吐後服湯藥亦吐諸醫束手請治于余診之脈浮數記得傷寒論有中風發熱六七日不解而煩有表裏證渴欲飲水水入則吐者名曰水逆五苓散主之一節遂以五苓散末使用白飲和服一匕而知三匕而已

續建殊錄曰和州人某來謁曰僕年五十有

犀角能發心清熱
牛黃之末能解毒
強心遏義

餘未曾有疾今雖老猶矍鑠飲食倍于少壯時自以為昔時好為角力之戲故血氣周流如此自客歲之春飲餅又三倍于少壯及至今年忽添渴症飲水數升未嘗滿腹適乃自警以數合為度如此能食能飲理當肥胖而消瘦日甚他無所苦先生診之問有無他種感覺答曰惟小腹皮麻痺小便頻數而已乃與五苓散服之渴遂愈

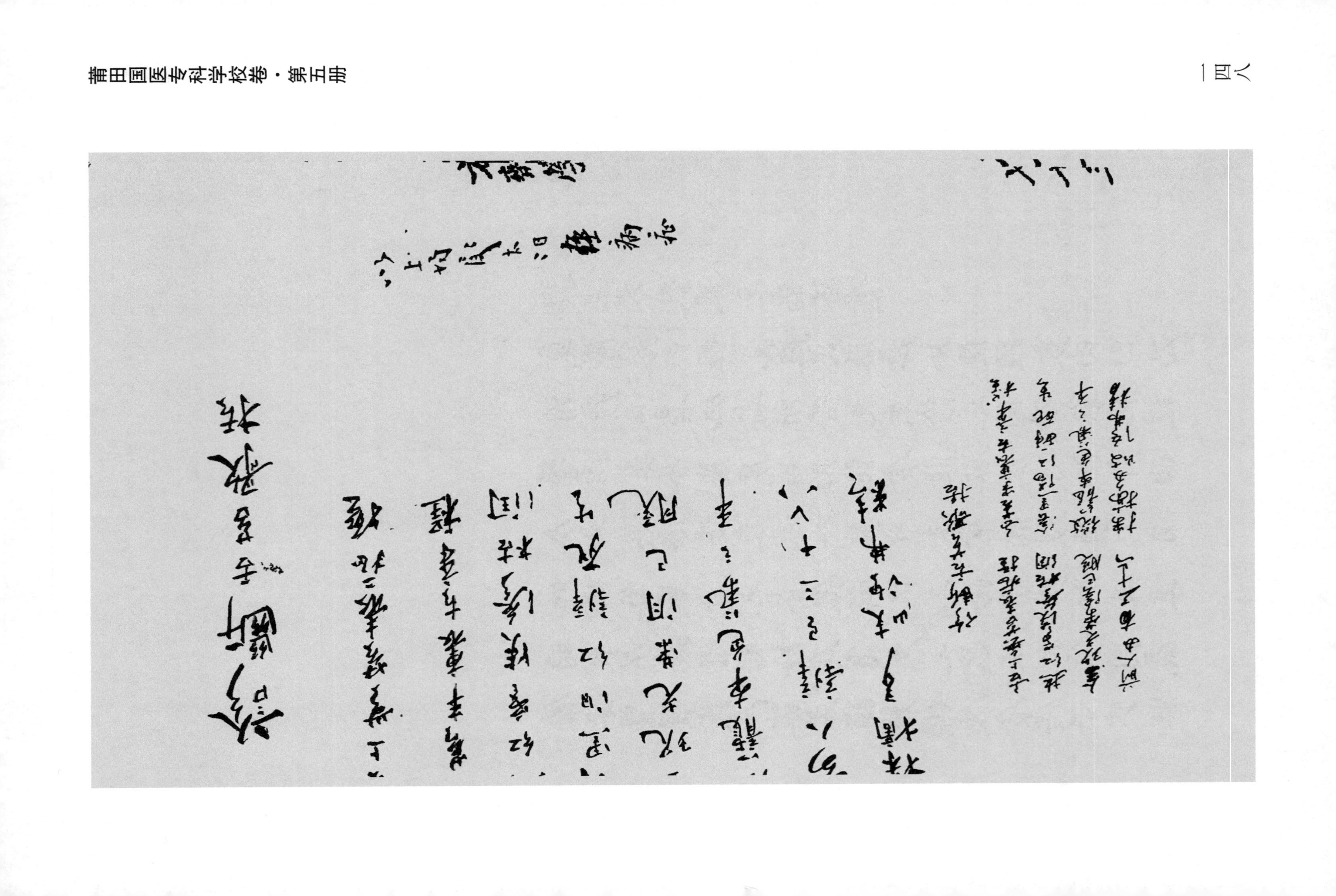

診斷舌苔歌括

为人民服务

郑子良赤脚医生

莆田國医專科学校講義

方劑

（二册）

民國三十四年五月重订

小柴胡湯

命名 以柴胡為君，故名之。至小之一字，乃七味主治在中，不及下焦，故稱之曰小。

藥品 柴胡六錢 人參三錢 黄芩三錢 生姜三錢 半夏四錢 太棗四枚

服法 右七味，以水一斗二升，煮取六升，去滓，再煎取三升，溫服一升，日三服。

方類 奇方。

劑別 和劑。

主治 大論云：傷寒五六日，中風，往來寒熱，胸脇苦滿，嘿嘿不欲飲食心煩喜嘔或胸中煩而不嘔或渴或腹中痛或脇下痞鞕或心下悸小便不利或不渴身有微熱或欬者小柴胡湯主之。

又云嘔而發熱者小柴胡湯主之。

又云陽明病脇下鞕滿不大便而嘔舌上白胎者可與小柴胡湯上焦得通津液得下胃氣因和身濈然汗出而解也

金匱要略云婦人中風七八日續得寒熱發作有時經水適斷者此為熱入血室其血必結故使如瘧狀發作有時小柴胡湯主之。

又云婦人在草蓐自發露得風四肢苦煩熱頭痛者與小柴胡湯頭不痛但煩熱者三物黄芩湯主之

千金方云黄龍湯治傷寒瘥後更頭痛往來寒熱胸脇痞

悶仲景名小柴胡湯

蘇沈良方曰此湯傷寒論雖主數十證大要其間有五證最的當服之必愈一者身熱胸中逆滿或嘔吐者可服若因渴飲水而嘔者不可服身體不寒熱者不可服二者寒熱往來者可服三者發潮熱者可服四者心煩脇下滿或渴或不渴皆可服五者傷寒已差後更發熱者可服此五

方劑學

證但有一證更不歸使可服若有三兩證以上更得當也。名醫方考云瘧發時耳聾脅痛寒熱往來口苦喜嘔脈弦者名曰風瘧小柴胡湯主之

方極云小柴胡湯治胸脅苦悶或寒熱往來或嘔者

醫方口訣集云小柴胡湯余常用之其口訣凡六傷寒半表半裏之證加減而用之其一也瘧疾初發增減而用之其二也下疳瘡及便毒囊癰等類凡在前陰之疾皆用為主劑其三也胸脅滿痛或寒熱往來因怒為病之類凡屬肝氣鬱之皆用為主劑其四也寡尼室女寒熱往來頭痛胸

脇滿悶、口苦、經候失常、似瘧非瘧、以此方爲主藥、隨見證作佐使用之、其五也。古書治勞瘵骨蒸、多以本方加秦艽、鱉甲等藥主之、予雖未之試、知其不爲無理、故取爲口訣之六。

加減附方

若胸中煩而不嘔者、去半夏、人參、加括蔞實三錢。若渴者、去半夏、加人參合前成四錢半、括蔞根四錢。若腹中痛者、去黄芩、加白芍三錢。若脇下痞鞕、去大棗、加牡蠣四錢。若心下悸、小便不利者、去黄芩、加茯苓五錢。若不渴、外有微熱者、去人參、加桂枝三錢、溫覆微汗愈。若欬者、去人參、生

石膏 竹葉 半夏 生地 麥冬 金釵
治齒齦浮
[illegible]
壹渴用石膏
[illegible]渴用花粉

薑大棗加五味一錢乾薑二錢

本方加陳皮白芍名柴胡雙解散治同柴胡證而兼腹痛者

本方加芒硝名柴胡加芒硝湯治胸脇滿而嘔日晡所發潮熱者

本方加石膏名小柴胡加石膏湯治小柴胡湯證兼有煩渴或齒痛面赤者

本方加生地名小柴胡加地黄湯治婦人傷寒發寒熱經水適來或適斷晝則明了夜則譫語如見鬼狀者

本方加桂枝白芍名柴胡加桂枝湯治傷寒六七日發熱

惡寒肢節煩痛微嘔心下支結外證未去者

本方除甘草加桂枝茯苓龍骨牡蠣鉛丹大黄名柴胡加龍骨牡蠣湯治傷寒八九日下之胸滿煩驚小便不利譫語身重不可轉側

本方去人参甘草加白芍枳實大黄名大柴胡湯治嘔不止心下急鬱鬱微煩

本方去半夏加括蔞根名柴胡花粉湯治往來寒熱而渴及勞瘧者

勞瘧之症

口不渴用補中益氣

口渴用小柴胡加花粉

本方除半夏加當歸白芍大黄名柴胡飲子治肌熱蒸熱

方剂

吐逆时用吴茱萸加生姜

積熱脈洪實者。

本方合平胃散名柴平湯治濕盛苔白胸滿不知飢寒熱往來者。

本方加芎歸地芍名柴胡四物湯亦名調經湯治婦人經候不調微有寒熱者。

歌括

小柴胡湯和解用半夏人參甘草從更加黃芩加薑棗少陽百病此為宗。

方解

柴胡為清涼性解熱藥用於胸脇苦滿往來寒熱等其奏效頗捷其他如宣暢氣血解鬱調經等截瘧平肝等亦恒

截疟——常山、草果、槟榔、乌梅
解郁——芍药、香附、郁金
调经——当归、香附、川芎
平肝——白芍

以本品配合他药而用。然考仲景方用柴胡之证，必有胸胁苦满及往来寒热等。胸胁苦满之病理，近人章太炎氏研究为淋巴壅塞，水液失流行之常。本药有疏导淋巴之力，俾淋巴不致淤塞停留，而伴发之口苦、咽干、目眩、往来寒热等症自可消弭于无形也。

半夏之成分系挥发油、淀粉、树脂质等，为特效之镇呕祛痰药，用于呕吐、痞满、咳逆上气、痰痛等，其效犹响之于声。但本药能奏祛痰之效者，据近人研究，以本药内服后至肠，能促肠液之分泌，并和胰液化合，被肠壁吸入血中，促進肺之呼吸作用。使痰沫易於排出。至其鎮嘔之藥理作用。日人豬子氏以本藥富含澱粉。能被覆胃膜內面。以防粘膜刺激。則嘔可止。佘氏雪曲則以為近於阿忒羅品。阿忒羅品用於末梢臟器。能使之麻痹。則嘔痛可止。豬子之說。近人已辨其非本藥鎮嘔止痛之理。佘說庶乎近之。

人參之成分係巴那規倫。有健胃強心、興奮精神、增進血壓等作用。凡胃衰弱之心下痞鞕、心臟虛脫之脈不出、勞倦內傷之神疲力弱、吐血、血崩之大脫血等。均為人參之適應證。前人謂人參補虛益氣。治男婦一切虛證。蓋不外與奮發壯之功而已。然所有正衰而邪盛者，必須補而散之，人參亦為要藥。近人謂人參能增進抵抗力之產生，用於解表清裏和解劑中，蓋欲揮各藥之作用者，亦即輔正匡邪之理也。

方論一 程郊倩曰：方以小柴胡名者，配乎少陽而取義。至於制方之旨及加減法，則所云上焦得通，津液得下，胃氣因和，盡之矣。何則？少陽脈循脇肋，在背陽腹陰兩歧間，在表之邪欲入裏，為裏氣所拒，故寒往而熱來，表裏相拒而留於歧分，故胸脇苦滿，神識以拒而昏困，故嘿嘿。木受邪則妨土，故不欲食膈為陽木而居清道為邪所鬱火無從泄逼炎心分故心煩清氣鬱而為濁則成痰滯故喜嘔嘔則木火兩舒故喜之也此則少陽定有之症其餘或之者以少陽在人身為游部凡表裏經絡之𦂳皆能隨其虛而見之不定之邪也此症皆是太陽經中所有者特以五六日上見故屬之少陽半表半裏兼而有之方是小柴胡症方中柴胡以疏木使半表之邪得從外宣黃芩清火使半裏之邪得從內徹半夏能開結痰豁濁氣以還清人參能補久虛滋肺燥以融木甘草和之而更加薑棗助少陽生發之

淡能補脾　滲能利溼

咳嗝不得用人参

氣使邪無由留也。又若煩而不嘔者，火成燥實而逼胸，故去人参、半夏，加栝蔞實。渴者，熱已耗液而逼肺，故去半夏而加栝蔞根。腹中痛，木氣侵入土中，胃陽受困，故去黄芩以安土，加芍藥以戢木。脇下痞鞕者，邪氣留則木氣實，故去大棗之甘而緩，加牡蠣之鹹而軟也。心下悸，小便不利者，土被侵則水氣逆，故去黄芩之苦寒，而加茯苓之淡滲也。不渴身有微熱者，半表之寒尚滯於肌，故去人参，加桂枝以解之。欬者，半表之寒湊入於肺，故去参、棗，加五味子，易生薑爲乾薑以温之。雖肺寒不減黄芩，恐木畏也。總之

邪在少陽是表裏寒熱兩礙不得汗之故以柴胡之治所
謂升降浮沉則順之處

方論二湯本求真曰小柴胡湯以胸脇苦滿為主證診斷之法令
病人仰卧醫以指頭從其肋骨弓下沿前胸壁裏面向胸
腔按壓觸知一種抵抗物而病人訴壓痛是即小柴胡湯
之腹證然由胸脇苦滿云者當是肝脾胰三臟之腫脹硬
結矣然肝脾胰並無異狀而肋骨弓下仍有抵抗物觸知
者臨床上所見甚多是必有他種關係以理推之殆頸部
淋巴腺之腫脹硬結也何則思以肋骨弓下抵抗物為主

證而用小柴胡湯治各種病，其病亦能愈，則抵抗物亦從而消縮，據經驗之事實，以推其病理，舍淋巴系統外，無可說明。蓋因各病中之原發病、變其病毒由淋巴及淋巴管之媒介達於腸膜上下，惹起該部淋巴腺之續發病，變使之腫脹凝結也。伊師創立小柴胡湯，使原發、續發諸病同時俱治，而以續發的胸脇苦滿為主證者，取其易於認知故也。

編者按：本方主淋巴之病理，為胸肋膜及横隔膜附近之臟器表面有毒炎症，致胸脇部淋巴瘀塞，故胸脇苦滿，淋巴淤塞於液汶流行之常，則溫度亦失其平衡，故往來寒熱。其症影响胃機能，故心煩喜嘔，嘿嘿不欲飲食。本方君柴胡疏導淋巴，以治胸脇苦滿；臣黄芩苦寒清裏，以消胸脇内膜之炎；薑夏止其嘔逆；參甘棗以復胃機能。分之則一藥主一證，合之則一方主少陽一經，應用之廣，難以盡述，學者熟玩上文之主治、下文之治驗，當自得之。

治驗

醫方口訣集：坂陽一室女，病瘧熱多寒，一醫投藥而嘔。一醫投藥反泄，請予診治。時瘧利並作，且嘔噦之，但猶投以本方加芍藥未五三劑，諸證並瘳。

又云一婦人身顫振口妄言諸藥不效以爲鬱怒所致也詢其故蓋因責嫌其夫含怒已久投以本方稍可又用加味歸脾湯即愈

又云一室女十四歲天癸未至身發赤斑而痒痛左關脉弦數此因肝火血熱也以本方加生地山梔丹皮治之即愈

成績錄云一男子患瘧他醫與藥既一二發之後一日汗渴不休因請先生乃與小柴胡湯加石膏服之遂愈

古方便覽云一女年十八咳嗽吐痰氣上衝頭目昏眩四肢倦怠心志不定寒熱往來飲食無味日就羸瘦而不愈

一年所食衆醫皆以為癆瘵余診之胸肋滿脹乃令服小
柴胡加桂枝湯及滚痰丸三月許而收全效
陳修園曰嘉慶己巳季春曾扶谷明府患頭痛項強惡寒
等症自差次四垣後更增出寒熱往來欲嘔胸滿等症余
診其脈數中見小按之虛不應指驗謂之曰陽症見陰脈
法在不治所幸者大小便如常神識頗清症雖危而尚未
潰察其胸滿欲嘔寒熱往來之證俱是病氣欲從樞轉之
象當乘機而利導之遂令一日服小柴胡兩劑柴胡每劑
八錢次日再診以上雖症雖退而但胸懊憹不安語言稍

有錯亂實甚覺可慮又診其脈略緩而大遂為之喜曰邪從經導而出故寒熱等症俱平正為邪熱所傷故煩昏等症並見此時須當救正但救正二字不讀傷寒金匱便以人參誤事矣主用梔子豉湯從離坎交媾處播動神機服之遂愈

吳天士曰呈坎羅氏女為錫西家嫂之姪女也庚申年十八歲未出室秋月患病十餘日終日見鬼所說皆鬼話夜則尤甚徹夜不睡晝亦不食其家長甚謂有鬼祟憑之初延他醫視之謂是心事抑鬱而成用開鬱藥不效嗣又謂是心神不安用棗仁遠志茯神之類又不應嗣又謂是痰與火用半夏膽星川連之類又不應

熱入血室兩關之脈右沉數

始迎余治之、余診其脈、惟兩關脈沉數、余問其家人起病之初、可是感寒發熱頭痛起否、答言是感寒起、余又問感寒發熱之時、可遇月信至否、答言正是、余又問月信至可是一日或半日即忽止否、答言往常每五日方盡、今只日半就止了、余曰此熱入血室證也、治極易矣、用小柴胡湯去人參加當歸尾、桃仁、生地、紅花、牛膝、木通、病者診後、愈後說鬼竟自係鬼語、恰似有鬼附之而然者、其家畏甚、余囑無畏、但服我藥、鬼自退、二服一劑不要間斷、自然漸漸經至、月信復行、則全愈矣、服藥四劑果然、不甚說鬼、服不餘劑、後經水復行、而前病頓失矣、

（栀子豉汤）

梔豉湯

命名　全方只此二味故以名湯

藥品　生梔子三錢　香豉三錢

服法　右二味以水四升先煮梔子得二升半納豉煮取一升半去滓分爲二服溫進一服得吐者止後服

方類　偶方

劑別　宣劑

主治　大論云發汗吐下後虛煩不得眠若劇者必反覆顛倒心中懊憹梔子豉湯主之

方劑學　八十四

又曰：發汗若下之，而煩熱胸中窒者，梔子豉湯主之。

又曰：下利後更煩，按之心下濡者，為虛煩，梔子豉湯主之。

千金方云：梔子豉湯治少年房多短氣。

肘後方云：梔子豉湯治霍亂吐下後，心腹脹滿而煩。

聖濟總錄云：梔豉湯治蝦蟆黄，舌上起青脈，晝夜不睡。

小兒藥證直訣云：梔子飲子治小兒蓄熱在中，身熱煩躁，昏迷不食者。

方極云：梔子豉湯治心中懊憹者。

方機云：梔子豉湯治心中懊憹者，煩熱胸中窒者，下後煩

以下濡者

類聚方廣義云此方梔子香豉二味而已然施之其證其效如響設非親試之於痛者焉知其故

周陵陽曰人有卒然發呃不止者服梔子豉湯一啜而安

呃而嘔者加生姜立應

加減附方

本方加炙甘草名梔子甘草豉湯治前證兼少氣者

本方加生姜名梔子生姜豉湯治同前證兼嘔者

本方除香豉加乾姜名梔子乾姜湯治傷寒誤下身熱不去微煩者

方剂學　　一八五

本方除香豉加厚朴枳實名梔子厚朴湯治傷寒下後心煩腹滿者

本方加加大黃枳實名梔子大黃湯治酒疸發黃心中懊憹亦治傷寒勞復食復

本方加枳實名枳實梔子豉湯治傷寒勞復

本方去香豉加甘草黃柏名梔子柏皮湯治傷寒身黃發熱者

本方加薤白名薤豉湯治熱鬱氣滯之下利腹痛者

本方加犀角大青名犀角大青湯治斑毒熱甚頭痛

本方去梔子加葱白名葱豉湯，治感冒初起，頭痛身熱微覺惡寒者。

本方去梔子以水浸香豉絞取汁名一味香豉湯，治六畜鳥獸肝中毒者。

歌括　治煩虛煩不得眠，懊憹反側實堪憐，生梔香豉煎溫服，胸腹餘邪一切蠲。

方解　梔子為消炎解熱藥，用於虛煩不得眠症，為適應之良劑。其他應用於黃疸、吐血、衄血等亦屢效彰彰，但本藥之能奏解熱治煩止血之效者，因其主成分係魯比鉻魯兒酸，能鎮靜調節體溫中樞使由熱而來之各種症狀得以緩解又能奏利尿之效故亦可治黃疸本草逢原謂梔子味苦氣寒能瀉熱降火有清上徹下之功其用有四治頭面客熱一也除煩躁二也息血淋三也利小便四也觀此則本藥之主治為消炎解熱利尿凡症狀之由熱而發者本品皆足以應之香豉為消炎清熱解毒藥用於心中懊憹為本藥之特能其他今人用作湧吐發汗解熱劑雖非本藥之主作用然配劑得宜亦往往有效至解毒作用本品既為黑大豆所製成亦不為無理況蔡謨謂香豉能治陳

涌爲清新治時行痰瘧之藥，亦即解毒作用也。

方論一又仲聖曰梔豉湯之在太陽篇，乃主治誤吐下後之虛煩胸中懊憹、胸中窒塞之證，屬熱鬱胸中，爲清陽之府。太陽表邪未徹，誤治劇變，邪乘虛而陷入，鬱熱蓄膈，擾亂陽氣，無旋運之權，而現煩熱懊憹罔若莫名之狀。其未至於結胸，故無須乎陷胸；按之心下濡，故亦不宜於瀉心。主以輕飄象肺、色赤入心之梔子，以解鬱火位；以香豉宣散中陽。其所謂吐者，非吐之於口，乃吐於胸耳，與其他吐劑之能吐有形之物者，截然不同，故可別之曰意吐。且梔豉湯症乃無形之邪鬱無形之鬱自應予以默化豈應陷胸瓜蒂鬱之有實證可憑而假手於一湯泄也再考梔子厚朴湯梔子乾薑湯均無豆豉而亦謂為能吐瓜蒂散所用之豆豉謂藉豆豉之穀氣以保胃氣於此可知梔豉湯之能吐非豆豉之直接作用也無疑然梔子能吐乎而本草亦無梔子能吐之明文可見本方實不能作吐仲景以梔豉為吐劑者蓋明示後學吐字之含義不偏於一隅也

方論二條元本曰本方舊本有得吐止後服等字故相傳為湧吐之方高明如柯韻伯亦用其說惟張隱菴張令韶辨其訛

曰瓜蒂散二條，大論止曰吐之；梔豉湯六節，並不言一吐字。且吐下後虛煩，並有復吐之理乎？此因瓜蒂散內用香豉二合而誤傳之也。愚每用此方，服之不吐者多，亦或有時而吐。要之，吐與不吐，皆藥力勝病之效也。其不吐者，所過者化，即雨露之用也；一服即吐者，戰則必勝，即雷霆之用也。方非吐劑，而病間有因吐而愈者，所以為方之神妙。梔子色赤象心，味苦屬火，性寒，導火熱之下行；豆形象腎，色黑入腎，製造為豉，輕浮，引水液之上升。陰陽和，水火濟，而煩熱懊憹結痛等症俱解矣。

方劑學　　八十八

六論三梔豉湯之主證為發汗吐下後虛煩不得眠心中懊憹夫既經發汗吐下則病毒之在表者已從汗解在上者已從吐解在下者已從下解其虛煩不得眠非因病毒乃由腦部胸部之充血陽證機能亢盛之餘波也何以知是充血以其用梔豉知之梔豉皆稱苦寒藥夫藥之寒溫非可以溫度計測而知也能平充血症狀抑制機能之亢盛者斯謂之寒本草於梔豉皆云味苦寒故知其病為充血充血在腦則煩不得眠在胸前心中懊憹用梔子平上部充血則不得眠安香豉解胸中鬱熱則懊憹除故煩擾之症梔

豉在所必需前人誤作吐劑反令方義愈晦明如好古亦詞其説甚矣讀書之難也

治驗

陳念祖曰嘉慶戊辰吏部謝田芝先生令親患頭項強痛身疼心下滿小便不利服表藥無汗反煩六脈洪數初診疑爲太陽陽明合病諦思良久曰前病在無形之太陽今病在有形之太陽也但使有形之太陽小便一利則所有病氣俱隨無形之經氣而汗解矣用桂枝去芍加茯苓白术湯一服遂瘥惟夜間不寐特告曰此名虛煩因辛熱遺害若用棗仁遠志茯神等藥反招集其所遺而爲孽病必

復作矣。用梔子豉湯一服即愈。

黃一慶曰：三年前鄙人曾患傷風咳嗽者數月，百方施治，毫無應效。家慈因向戚屬處乞得鴉片烟灰一小塊，如黑豆大，命余服之，謂咳嗽可止。余明知此藥非根本療法，然以百治無效，亦姑試之。臨睡前服下，咳嗽果得暫止。未及夜半，忽心中煩悶，反覆顛倒，至明早十一時猶不得片刻安眠，雖稀粥亦不思食，強食之則欲嘔。余思此證頗似梔子薑豉湯之證候，爰書梔子二錢半，豆豉三錢，生薑三片，水一杯半，先煮梔子至一杯，再納姜豉，煮取八分，服下未

幾即汗出得熟睡四小時醒來則煩嘔均覺減輕因去生薑再服一劑諸症悉去

知久田寅叔日月洞老媼年七十餘鼻衄過多止衄諸方無效予閱其狀頗有虛煩之狀因作梔豉湯與之四五日後來謝曰服良方衄忽止

白虎湯

命名

白虎西方金獸也汗多液耗陽明火熾肺金被焚必得虎嘯風生方熱乃解故名之又一說則以白虎西方金神也其令為秋其政清肅涼風至白露降則溽暑全消以此湯

有微暑有熱之功行清肅之政故以白虎名之

藥品　石膏八錢知母三錢炙草一錢粳米四錢

服法　右四味以水一斗煮米熟湯成去滓温服一升日三服

方類　偶方

劑別　寒劑

主治　大論云傷寒脈浮滑此表有寒裏有熱白虎湯主之

又云三陽合病腹滿身重難以轉側口不仁而面垢譫語

遺尿發汗則譫語下之則額上生汗手足逆冷若自汗出

者白虎湯主之

又云傷寒脉滑而厥者裏有熱也白虎湯主之

編者按大論中用白虎湯者三條證候殊欠完具今特補之凡白虎證其人壯熱汗出不惡寒反惡熱脉洪大滑數口苦乾燥煩渴欲飲冷者是也若汗不出熱不壯脉洪大而虛本方則不可服

金匱要略云太陽中熱者暍是也汗出惡寒身熱口渴白虎加人參湯主之

和劑局方云白虎湯治傷寒大汗出後表證已解心胸大煩渴欲飲水及吐或下後七八日邪毒不解熱結在裏表

裏俱熱時時惡風大渴舌上乾燥而煩欲飲水數升者宜服之 又治夏月中暑汗出惡寒身熱而渴者

集驗良方曰白虎湯治中暑口渴欲飲水身熱頭暈等證

醫學入門曰白虎治一切時氣瘟疫什病胃熱咳嗽發班及小兒痘瘡等證

痘證寶筏云痘已發未發或胃火偏盛面紅齒燥口臭唇乾煩渴齘齒咬牙夾班夾疹均宜白虎湯

方極云白虎湯治大渴引飲煩燥者

方機云白虎湯治手足厥冷或惡寒而自汗出譫語者手

足厥冷，腹熱劇者，大煩渴，舌上乾燥，欲飲水數升者，無大熱，心煩，背微惡寒者，若無汗出惡寒，身熱而渴者，胸腹熱劇，或渴如狂者，本方内加黄連六分。

雜聞煥云：診腹以决白虎證者，不可不知。按腹稍久，稍用力而揣頭，愈充熱者，是真熱也。

方輿輗云：白虎湯治發班，口渴煩燥。

類聚方廣義云：白虎湯治麻疹大熱，譫語，煩渴引飲，唇舌燥裂，脉洪大者。

方函口訣云：此方治邪熱散漫於肌肉之間，發大熱大渴

方·證歌

脈洪大、或滑數者

周岐隱曰白虎湯之治大熱煩渴夫人而知之矣至於此方可治狂血則人多不信也余遇肺胃熱極壯火莫制吐血盈盆口渴氣粗煩躁不能者往往不治其血先投以大劑白虎湯氣火一平血即自止屢試屢驗並無流弊

王孟英曰余治暑邪熾盛熱渴汗泄而痞滿氣滯者以白虎加厚朴極效

加減附方

本方加人參三錢名人參白虎湯治傷寒渴欲飲水無表證者亦治傷寒無大熱口燥渴心煩背微惡寒者又治火

傷肺胃傳爲脇消渴而能飲者

本方加蒼朮名白虎加蒼朮湯治濕熱病之脛冷胸痞壯

熱口渴目汗身重者

本方加桂枝名桂枝白虎湯治温瘧但熱無寒骨節疼痛

時嘔或温病之壯熱口渴惡風汗出者

本方加人參除粳米名化斑湯治胃熱發斑脈數者

本方加竹葉半夏去冬名竹葉石膏湯治傷寒解後虚羸

少氣氣逆欲吐亦治傷暑發渴脈虛

本方去知母粳米加防風藿香山梔名瀉黃散治脾胃伏

火月生卜

大口燥唇乾口瘡口臭煩渴易飢者

本方去粳米加人参升麻葛根黄芩川連生地犀角生姜名清熱解毒湯治時疫大熱口渴頭痛如劈脈滑數者

本方去知母粳米加人参花粉葛根防風名栝蔞葛根湯治風温身熱而渴者

本方去粳米加大青元参生地木通京芥竹葉名大青湯治温熱發斑者

本方去知母粳米加滑石名玉露散治小兒傷熱泄瀉口渴發熱吐瀉者

本方去粳米加人參甘草佩葉蘭名蘭香引子治消中能食而瘦者。

本方去甘草粳米加熟地麥冬牛膝治陰虛胃火熾盛之齒痛者

本方去知母粳米加薄荷蟬退名清解湯治溫病初起之頭疼身痛口乾肌膚壯熱背微惡寒無汗脈浮滑者

本方去粳米甘草加連翹蟬退名寒解湯治周身壯熱心中熱而且渴舌上苔黃其脈洪滑或頭猶覺疼周身尤有拘束之意者

方

口渴脈大[illegible]紅[illegible]
出為腎臟炎之症狀

歌括 白虎知甘米 石膏陽明大渴汗滔加参補氣生津液熱逼亡陽此法高

方解 知母為解熱生津藥 用於溫症煩熱骨蒸燥渴乾嘔無痰潮熱自汗以當為本藥所特長 又腎臟炎之浮腫本品亦為要藥 但本品祇解熱作用 為全身溫度亢進之熱 非比芩連等清局部之熱 故必須潮熱壯熱及燥渴者方可用之 至有謂其利尿作用 故亦能治腎臟炎之浮腫 骨蒸燥渴乾咳無痰等語 古說病理以為肺腎之熱 本藥下則潤腎而滋陰上則清肺而除火 故能治之 世亦有以本品作滋陰藥用

者然滋阴二字其义颇广，概而言之，有消热以存阴者，有益阴以退热者，前后二者治法经纬相提并论，本药之用，须居于前者，故本药为热清而后阴存之滋阴药，非养阴以退热之滋阴药也。

粳米为营养品，食后有补养健胃止渴、清热养阴等作用，故补剂与凉剂俱不可赞助成功，如仲景之白虎汤、桃花汤、竹叶石膏汤并用之，可知其功用矣。又本品据西人研究，其表皮含维他命最多，凡为脚气病者，皆由体内缺乏维他命之故，若以中法治之，一面令改食半捣之粳米，一面

通利尿竅以藥則收效之捷速勝於專恃服藥者多也

方論一

柯韻伯曰邪入陽明故反惡熱熱越故汗出因邪熱鑠其津液故渴欲飲水邪盛而實故脈洪大半猶在經故兼浮滑然炎火土燥終非苦寒之味所能治經曰甘先入脾又曰以甘瀉之是以知甘寒之品乃瀉胃火生津液之上劑也石膏甘寒寒勝熱甘入脾又質剛而主降備中土生金之體色白通肺質重而含脂具金能生水之用故以為君知母氣寒主降苦以泄肺火辛以潤腎燥故以為臣甘草為中宮舟楫能土中瀉火寒藥得之緩其寒使沈降之性

皆得流連於胃粳米氣味淡平禀容平之德作甘稼穡得二味為佐陰寒之物庶無傷損脾胃之患也煮湯入胃輸脾歸肺水精四布大煩大渴可除矣白虎為西方金神取以名湯秋金得令而炎暑自解矣更加人參以補中益氣而生津協和甘草粳米之補承制石膏知母之寒瀉火而土不傷乃操萬全之術者

方論二 王孟英曰白虎湯神於解熱妙用無窮加人參則補氣以生津加桂枝則和營而化瘧加蒼朮則清濕以治痿變而為竹葉石膏湯則為熱病後之補劑余因推廣其義凡暑熱

霍亂之兼表邪者加香薷蘇葉之類轉筋之熱極似寒非反佐莫能深入者少加細辛威靈仙之類痰濕阻滯者加厚朴半夏之類血虚內熱者加生地地丁之類中虚氣弱者加白朮薏仁之類病衰而氣短精乏者加大棗北杞之類無不奏效如神也

方論三陸川沙曰白虎湯主證之病理為造溫機能亢盛之極皮膚雖盡量放散而體溫之去路仍不能敵其來源於是身熱汗出不惡寒反惡熱是即所謂陽明經病病陽明者所放散之體溫比健康人多一倍半乃至二倍而造成之體

温有比健康人多至三倍者故汗出雖多身熱亦壯熱杜則心房之張縮強而速故脈洪而數淺層動脈擴張使熱血得充分達於肌表以放散體溫故脈大而滑臟腑神經受高溫之熏灼故煩汗出不已且新陳代謝亢盛則津液之消耗亦多故唇舌乾燥而渴本方之主藥為石膏知母知母解熱生津治陽明病陽盛津傷最為適當石膏係硫酸鈣之含水晶結體其治療與西藥之鈣鹽相似約而言之胃腸發生過賸之酸液時用鈣鹽為制酸劑或慢性胃腸加答兒粘液分泌過多洗滌而蔽其粘膜阻碍其消化

吸收時用鈣鹽類能治之此皆作用於胃腸古人以石膏為清胃腸藥有以也此外又有止血消炎制溫止渴鎮靜強心諸作用惟酸性土類內服後最難吸收西醫嘗以此疑石膏之無用今則試用而得效已不持此論矣國醫用石膏則必搗為細末無形中暗合科學原理用粳米者殆因傷津之故蓋以石膏知母清其熱而以粳米甘草滋養之也若因胃機能衰弱致心下痞鞕者則加人參加人參前註皆以為傷津液之故蓋亦未達一間耳

治驗 醫學綱目云孫兆治一人自汗身熱兩足極冷至膝下腹

滿不省人事孫診六脈小弱而急問其所服藥取視皆陰病藥也孫曰此非受病重藥能重病耳遂用五苓散白虎湯十餘帖病少甦再服全愈或問治法孫曰病人傷暑也始則陽微厥而脈小無力醫謂陰病遂誤藥其病厥用五苓利小便則腹減白虎解利邪熱則病愈凡陰病脛冷則臂亦冷汝今脛冷臂不冷則非陰病所以知是陽厥也

編者按孫所治症即後世所謂濕溫病也用五苓白虎合劑亦與白虎加蒼朮湯合意其云脈小無力凡濕溫病多現此脈亦未足爲怪活人書云凡病人兩脛逆冷胸腹滿

多汗頭目痛苦妄言此名濕温病觀此則孫所治莊為濕温病無疑也

成績錄云一男人患疫經二十餘日譫語不識人舌上黑胎遺尿不大便午後煩熱悶亂絶食數日兩脚痿弱足生微腫先生診之與以白虎湯兼用黃連解毒散不日而全愈以有遺尿微腫故不與承氣湯也

編者按遺尿微腫不用承氣湯者上文本方主治內一條有云三陽合病腹滿身重難以轉側口不仁而面垢譫語遺尿發汗則譫語下之則額上生汗手足逆冷若自汗出

者白虎湯主之。有此禁法，故該案不用承氣而用白虎兼黄連解毒湯也。

喻嘉言曰：錢某患時氣外感三五日，發熱頭疼，服表汗藥，疼止熱不清，口乾唇裂，因而下之，遍身紅斑，神昏譫語，食飲不入，大便復閉，小便熱赤，脈見緊小而數。謂曰：此症全因誤治所致，陽明胃經表裏不清，邪熱在內，如火燎原，津液內涸，以致神昏譫語，若斑轉紫黑，則不可救矣。目今本是難救，但面色不枯，聲音尚朗，乃平日保養腎水有餘，如旱田之側，下泉未竭，故神雖昏亂，而小水仍通，乃陰氣未絶之微尚可治之不用表裏諸方單單只一清法取七方中偶方而氣味甘寒者宜之惟仲景白虎湯足以療此蓋中州元氣已漓大劑急劑複劑俱不敢用虛熱内熾必甘寒氣味方可清之耳但方雖宜小而服藥則宜頻如饑人本欲得食不得不漸漸與之必一晝夜五七劑為浸灌之法庶幾邪熱以漸而解元氣以漸而生也若小其劑復曠其日縱用藥得當亦無及矣如法治之更一晝夜而病者熱退神清脉和食進其斑自化。

甘草瀉心湯

命名　方以甘草瀉心名者非瀉結熱乃因胃虛不能調劑上下致水寒上逆火熱不得下降結為痞故君甘草以治胃虛芩連以治痞又一說則以方名甘草瀉心者乃泄熱之品重用甘草得補中力之而其用始神也

藥品　炙甘草三錢　黃芩二錢　乾薑二錢　半夏錢半　黃連一錢　大棗三枚

服法　右六味以水一斗煮取六升去滓再煎取三升溫服一升日三服

編者按本方在大論則無人參在金匱則有人參同是仲景書何反矛盾若此今考林億註釋謂半夏生薑甘草瀉

方剂書

一ノ齊 点二　　一百

心三方皆本於理中其方必各有人參大論甘草瀉心湯無者殆脫簡之故也而千金第十卷狐惑門瀉心湯及千金翼第九卷陷胸門俱載本方皆有人參外臺第二卷狐惑門瀉心湯即本方亦有人參此皆有人參之明證若無人參無以振起胃機能之衰弱安能止心下之痞鞕也蓋大論中若有心下痞鞕者必用人參今本方症明言心下痞鞕而滿安可不用人參耶故知為脫落無疑也

方類　緩方

劑別　寒劑

主治

大論云傷寒中風醫反下之其人下利日數十行穀不化腹中雷鳴心下痞鞕而滿乾嘔心煩不得安醫見心下痞謂病不盡復下之其痞益甚此非結熱但以胃中虛客氣上逆故使鞕也甘草瀉心湯主之

金匱要略云狐惑之為病狀如傷寒默默欲眠目不得閉起臥不安蝕於喉為惑蝕於陰為狐不欲飲食惡聞食臭其面目乍赤乍黑乍白蝕於上部則聲嗄甘草瀉心湯主之

傷寒六書云動氣在上下之則腹滿心痞頭眩宜甘草瀉心湯

方彙

張氏醫通云病不納食俗名噤口如因邪留胃中胃氣伏而不宣脾氣因而滯濇者香連枳朴桔紅茯苓之屬熱毒衝心頭疼心煩嘔而不食手足温暖者甘草瀉心湯去大棗易生薑此證胃口有熱不可全用温藥

方極云甘草瀉心湯治半夏瀉心湯證而心煩不得安者

方機云下利不止乾嘔心煩者默默欲眠目不得閉起卧不安不欲飲食惡聞食臭者

類聚方廣義云此方不過於半夏瀉心湯內更加甘草一兩而其所主治大不同曰下利日數十行穀不化曰乾嘔

心煩不得安回黙黙欲眠目不得閉臥起不安此皆急迫所使然故以甘草為君焉

方函口訣云此方主胃中不和之下利故以穀不化雷鳴下利為目的若非穀不化而雷鳴下利者理中四逆所主也外臺作水穀不化與清穀異文可從又用於産後之口糜瀉有奇效此等處芩連反有健胃之效

溫知醫談曰甘草瀉心湯治走馬牙疳特有奇驗

元堅云飲邪併結有結在心下而冷熱不調者此其人胃氣素弱水液不行而誤治更虛胃弱熱陥以為痞鞕者是

一、寒、虛 一百

也。蓋虛實相半，故病勢頗緩，實係少陽之類變。如其治法溫涼並行以調停之。但其證有別，如半夏瀉心湯證是飲盛者也，生薑瀉心湯證是寒勝者也，甘草瀉心湯證是虛勝者也。

山田氏云：大黃瀉心湯治心氣痞結而不鞕者，附子瀉心湯治大黃瀉心證而挾陽虛者，半夏瀉心湯治大黃瀉心證加重按之鞕滿者，生薑瀉心湯治半夏瀉心證而挾飲食者也，甘草瀉心湯治生薑瀉心證而挾胃虛者。證方雖各有異，至其外邪已解而中氣自結者則一也。

加減附方

本方減甘草一半名半夏瀉心湯治傷寒下之早嘔而不能食腹鳴而不痛者為痞又嘔而腸鳴心下痞者

本方減甘草一半加生薑四兩名生薑瀉心湯汗治解後胃中不和心下痞鞕乾噫食臭脇中有水氣腹中雷鳴下利者

本方去甘草半夏乾薑人參大棗加附子大黃名附子瀉心湯治心下痞而復惡寒汗出者

本方去甘草半夏乾薑人參大棗加大黃名瀉心湯治心下痞熱心氣不足吐血衄血者

方藥學　一百[illegible]三

本方去甘草半夏乾薑人參大棗黃連加大黃名大黃黃連瀉心湯治傷寒心下痞按之濡關上脈浮者

本方去黃芩加桂枝名黃連湯治胸中有熱胃中有邪氣腹中痛欲嘔吐者

本方去甘草半夏大棗名乾薑黃連黃芩人參湯治胃虛客熱痞滿食入而吐者

本方去甘草乾薑半夏大棗人參加黃柏梔子名黃連解毒湯治熱邪內外俱盛狂躁煩心口燥咽乾錯語不眠吐血衄血及熱盛發斑者

本方去半夏甘草乾薑人参大棗加牛黄鬱金硃砂猪心血為丸名牛黄清心丸治心熱神昏驚悸不寧者

本方去黄芩大棗加枳實厚朴麥芽白朮茯苓麵糊為丸名枳實消痞丸治心下虛痞惡食懶倦右關脈弦者

歌括

甘草瀉心湯黄芩黄連半夏炙甘草减更加大棗乾姜佐下利腹鳴痞症輕

方解

乾姜為辛味健胃强心藥大凡味之辛者俱有興奮心臟擴張血管而旺盛血行之作用故能强心又能强健胃腸使消化吸收增盛故用於胃腸機能衰弱而致嘔吐下利

方劑學　　　　　　二十

腹痛肢冷消化不良胃腸停飲等有殊效前人謂乾姜為開胃進食温中散飲藥亦即興奮胃腸之功也又有謂乾肺臟快利呼吸使痰涎易於咯出之功故亦為祛痰鎮欬之重要藥然必須嗽而痰飲稀薄上氣是寒等方可用之又倉忽失血色白脈芤或過事寒凉血溢不止者止血藥中尤不可無本品以濟急蓋失血過多往往引起心臟虛脱用本藥以治失血即所以振起心臟之機能時醫不知此義往往過用寒凉僨事者甚矣醫理之如此深也

方論一 柯韻伯曰傷寒中風初熱下症下之利日數十行完穀不

化腹中雷鳴其人胃氣素虛可知則心下痞鞕而滿非有形之結熱以胃中空虛客氣上逆於胃口故乾嘔心煩不得安所云當汗不汗其人心煩耳若認為實熱而復下之則痞益甚矣本方君甘草者一以瀉心而除煩一以補胃中之空虛一以緩客氣之上逆也倍加甘薑者本以散中宮下藥之寒且以行芩連之氣而消痞鞕佐半夏以除嘔協甘草以和中是甘草得位而三善備乾薑任重而四美具矣[illegible]痞而不用人參者以未經發汗熱不得越上焦之餘邪未散與用小柴胡湯有胸中煩者去人參同一例也乾

嘔而不用生薑者以上焦之津液已虛無庸再散耳此病已在胃亦不曰証中仍名瀉心者以心煩痞鞕病在上焦猶未離乎太陽也

方論二　黄渭南曰大論云傷寒中風，醫反下之其人下利日數十行穀不化腹中雷鳴心下痞鞕而滿乾嘔心煩不得安醫見心下痞謂病不盡復下之其痞益甚此非結熱但以胃中空虛客氣上逆故使鞕也甘草瀉心湯主之此因誤下陽中之氣虛微下部無陽固護故雷鳴穀不化而熱邪獨客據於胃之上部故心下痞下部之寒邪上逆與上部之熱邪相搏故乾嘔心煩不得安本文云非熱結但胃中空虚客氣上逆者非全無結熱實因醫者誤下下部陽氣已傷而上部所結之熱乃為無形之熱仲景恐醫者再誤責虚取實致傷陽氣重出此語以示禁下之意非全無熱邪若係全無熱邪焉有再用用芩連之理乎因用二味以瀉上部之熱而用半夏以降逆和胃止嘔用草薑以補中虚用乾薑以散下寒此妙乎治上熱下寒之方也

編者按 素患胃病之人往往舌上胎厚而大便難遺值其人新感傷寒中風醫爲於苔厚便難而誤下之則胃機能愈傷邪

方

方解 一作[illegible]

熱乘虛陷入胃部發炎膨脹故心下痞鞕下利無度胃腸俱病吸收阻碍則水氣流走腸間故腹中雷鳴時或上逆故乾嘔心煩醫再誤於心下痞為病不盡而復下之則胃腸愈虛炎症益劇故痞益甚本方君采草以補虛臣芩連以消炎佐以薑夏大棗不獨止嘔滌飲更可強健胃腸之機能俾其消化吸收恢復常則痞利自差共藥六味配成一方而應病面面周到正合近世趨重藥物協力作用之法也

治驗

橘窗書影云松平鐵之次室年二十五六妊娠有水氣至產後不去心下痞鞕雷鳴下利口中糜爛不能食鹽味僅

啜稀粥噫氣吐酸水醫々以為不治余以口糜爛為胃中不和之證與甘草瀉心湯數日而痞鞕去食少進益服連之口中和酸水止雷鳴下利亦差惟水氣依然存在乃與五苓散去桂枝加葶藶子服旬餘全愈

又曰麻布相模定橋舄福地佐兵衛妻年二十一二產後數月下利不止心下痞鞕飲食不進口糜爛兩眼赤腫脉虛數羸瘦甚乃與甘草瀉心湯服數十日下利止諸證全愈

山田業廣氏曰二十餘年前曾治一人在外謀生病脾虛

大承氣之復症　痞滿燥實堅

少陰症之下理由

去實救正

急下存陰

無食少氣日見羸瘦晝夜吐涎沫西醫雖用種種治療反日漸疲勞招余治之處以甘草瀉心湯服至二十日許愈其大半歸家後四肢發微腫更處以香砂六君子湯重用茯苓與服乃得全愈

大承氣湯

命名

明理論云承者順也傷寒邪氣入胃者謂之入府府之為言聚也胃為水穀之海榮衛之源水穀會聚於胃變化而為營衛邪氣入於胃也胃中氣鬱滯糟粕秘結壅而為實是正氣不得舒順也本草曰通可去滯泄可去閉塞而不

利閉而不通以此湯蕩滌使塞者利閉者通正氣得以舒順故以承氣名之陳武陵曰方名承氣殆即内經所謂亢則害承乃制之義乎設其氣有陽無陰一亢而不可復則其氣機已絶更無可承之氣也張憲公云形以承氣地以承天湯名承氣非取順氣之義蓋胃為十二經之長化糟粕運精微而成傳化之府若邪滯氣鬱舌里起刺津涸液竭亦惟承此乾行不息之氣以接續未亡之陰氣於一線也至大字之義乃破中焦竟犯下焦所謂大實之症非全大泄下不為功故稱之曰大

藥品　大黃二錢　厚朴四錢　枳實二錢五分　芒硝二錢

服法　右四味以水一斗先煮枳樸取五升去滓納大黃煮取二升去滓納芒硝更上微火一兩沸分溫再服得下餘勿服

方類　急方

劑別　洩劑

主治　大論云陽明病脈遲雖汗出不惡寒者其身必重短氣腹滿而喘有潮熱者此外欲解可攻裏也手足濈然而汗出者此大便已鞕大承氣湯主之若汗多微發熱惡寒者外未解也其熱不潮未可與承氣湯若腹大滿不通者可與

小承氣湯微和胃氣勿令大泄下

又曰傷寒若吐若下後不解不大便五六日上至十餘日日晡所發潮熱不惡寒獨語如見鬼狀若劇者發則不識人循衣摸牀惕而不安微喘直視脉弦者生濇者死微者但發熱譫語者大承氣湯主之若一服利則止後服

又曰陽明病譫語有潮熱反不能食者胃中必有燥屎五六枚也若能食者但鞕耳宜大承氣湯下之

又曰傷寒六七日目中不了了睛不和無表裏證大便難身微熱者此為實也急下之宜大承氣湯

方剂學

又曰陽明病發熱汗多者急下之宜大承氣湯

又曰發汗不解腹滿痛者急下之宜大承氣湯

又曰少陰病得之二三日口燥咽乾者急下之宜大承氣湯

又曰少陰病自利清水色純青心下必痛口乾燥者急下之宜大承氣湯

又曰少陰病六七日腹脹不大便者急下之宜大承氣湯

金匱要略云脈數而滑者實也此有宿食下之愈宜大承氣湯

又曰下利已差至其年月日時復發者以病不盡故也當

下之宜大承氣湯。

又曰痓為病胸滿口噤卧不着席脚攣急必齘齒可與大承氣湯。

總病論云凡脈沉細數為熱在裏又兼腹滿咽乾或口燥舌乾而渴者或六七日不大便小便自如或目中瞳子不明無外證者或汗後脈沉實者或下利三部脈皆平心下堅者或連發汗已不惡寒者或已經下其脈浮沉按之有力者宜大承氣湯。

醫壘元戎云大承湯治大實大滿滿則胸腹脹滿狀若合

凡大實則不大便也痞滿燥實四證俱備則用之雜病則進退用之

內臺方議云仲景所用大承氣者二十五條雖曰各異然而下泄之法也其法雖多不出大滿大熱大實其脈沉實滑者之所當用也

傷寒蘊要云大抵下藥必切脈沉實或沉滑沉數有力者可下也再以手按臍腹鞭者或叫痛不可按者則下之無疑也凡下後不解者再按臍腹有無鞭處如有手不可按下未盡也復再下之若下後腹中虛軟脈無力者此為虛也

大承氣之症狀是痞滿燥實堅
大黃厚朴人之湯治
大承氣湯下後臨實滿者

出若茅宜益胃氣

張蹶 左加枳殼 右加鬱金

古今醫統云大承氣湯治癲狂熱壅大便秘結。

臨症

傷寒緒論云治病人熱甚脈來數實欲登高棄衣狂言罵詈不避親疎蓋陽盛則四肢實實則能登高也大承氣湯主之

直指方云熱厥者初病身熱然後發厥其人畏熱揚手擲足煩燥飲水頭汗大便秘小便赤怫鬱昏憒蓋當下失下氣血不通故四肢逆冷所謂熱深則厥深所謂下症悉具見厥逆者此也與大承氣湯

小青囊云大承氣湯治舌四邊微紅中央見灰黑色此由

失下所致用本方退之又治舌見黄胎黑點亂生者其證必渴而譫語又治舌見灰黑色有黑紋脈實者

瘟證寶鑑云承氣湯治瘟色亦紫形焔頂焦蕊燥長裂腹脹悶拒按舌刺譫語睡臥不穩不能起坐者皆因燥屎閉結用此去之則毒火泄瘟自起色轉紅活但須認清實熱不可妄用誤投誤下則虛其元氣反致内陷禍如反掌矣又可最善用承氣湯學者當取溫疫論讀之今錄其應下諸症如次曰舌白苔漸變黄胎曰舌黑苔曰舌芒刺曰舌裂曰舌短舌硬舌卷曰唇燥裂唇焦色口臭鼻孔如烟

燥曰口燥渴曰目赤咽乾氣噴如火小便赤黑涓滴作痛小便極臭揚手擲足脈沉而數曰潮熱曰心下滿心下高起如塊心下痛腹脹滿腹痛按之愈痛心下脹痛曰頭脹痛曰小便閉曰大便閉轉屎氣極臭曰大腸膠閉曰協熱下利熱結旁流曰四逆脈厥體厥曰發狂

編者按以上吳又可所論應下諸證非謂皆宜大承氣湯亦有宜小承氣調胃承氣者學者當臨證參酌

方極云大承氣湯治腹堅滿若下利臭穢若有燥屎者凡有燥屎者臍下必磊砢也肌膚必枯燥也雉間煥云以手按

方劑學

腹痛人兩手護之眉皺作楚是也。

類聚方廣義云脚氣症其人胸中跳動心下鞕短氣腹滿便秘脈數者其狀雖似緩症决不可輕視必有不測之變早用此方逐除鬱毒則不至大患。

方機云治痢疾大熱腹滿痛如錐刺口舌乾燥或破裂大便日數十百行或便膿血者。

金鑑云諸積熱結於裏而成痞滿燥實堅者均以大承氣湯下之也。

薛生白曰濕熱症發痙神昏笑妄舌苔乾黃起刺或轉黑

色。大便不通者，熱邪閉塞胃府，宜用大承氣湯下之。

吳鞠通云：陽明溫病，面目俱赤，呼吸聲粗，但惡熱不惡寒，日晡熱益甚，大便閉，小便澀，舌苔老黃，甚則黑有芒刺，脈沉數有力，甚則胸腹堅滿，拒按，喜用涼飲者，大承氣湯主之。

編者按：承氣湯用於當下之證，當然效如桴鼓，若不應下而下之，則未有不僨事者。茲錄忌下諸症，學者宜熟讀之。

(一)太陽病，外證未解，不可下；(二)脈浮大，不可下；(三)惡寒未罷者，不可下；(四)嘔多，雖有陽明症，不可下；(五)陽明病，不能食，不可下；(六)太陽陽明合病，喘而胸滿，不可下；(七)少陽病

尺脈弱者不可下(八)惡水者不可下(九)頭痛目黄者不可下(十)諸四逆厥者不可下

加減附方

本方去芒硝一味名小承氣湯治傷寒陽明證譫語便難潮熱而喘上焦痞滿者

本方去厚朴枳實加炙草名調胃承氣湯治陽明症不惡寒反熱惡口渴便秘譫語腹滿中焦燥實者亦治中消症善食而瘦

本方去厚朴枳實加甘草桃仁桂枝名桃仁承氣湯治熱結血蓄膀胱少腹脹其人如狂者

汗下剂之方

桃仁備
郁李仁 瓜蔞仁
火麻仁 苦杏二
治温病腸燥
而便不通

本方去芒硝加甘草桂枝生姜紅棗名厚朴七物湯治腹
滿發熱脈浮而數者
本方去芒硝加麻仁杏仁白芍蜜丸名麻仁丸治大便堅
小便利而不渴者
本方去厚朴枳實芒硝加甘遂阿膠名大黄甘遂湯治婦
人水血結於少腹少腹如墩者
本方去厚朴枳實芒硝加甘草名大黄甘草湯治胃熱食
已即吐者
本方去厚朴枳實加桃仁丹皮甜瓜仁名大黄牡丹皮湯

方剂學 一百十四

治腸癰之膿未成者即近世之所謂盲腸炎
本方加甘草等分名三一承氣湯治大承氣證腹滿實痛小承氣證內熱便閉調胃承氣證譫語下利及雜病蓄熱內甚燥實堅脹者
本方加人參甘草當歸生姜大棗名黃龍湯治邪盛正虛之熱邪傳裏胃有燥屎心下鞕痛身熱口渴譫語撮空下利純清水者
本方去芒硝加羌活名三化湯治類中風外無六經形證內有便溺阻塞者

本方去厚朴枳實加甘草當歸生姜大棗名當歸承氣湯治裏熱火鬱便溺秘結皮膚枯燥咽喉乾燥或瘀血發狂者

本方去芒硝加紫草名紫草承氣湯治痘瘡乾紫便秘喘滿者

本方加柴胡黃芩甘草入鐵鏽水三匙名六一順氣湯功能墜熱開結治潮熱自汗發渴便閉胸脇苦滿譫語狂妄者

本方去厚朴枳實加赤芍細生地川連黃柏名導赤承氣治左尺牢堅小便赤痛時見煩渴者

芒硝

細生地

本方去芒硝加當歸白芍生地知母名養榮承氣湯治血燥津乾之陽明府實非下不愈者

本方去厚朴加火麻仁括蔞仁生蘇子鮮生地枇杷葉杏仁油當歸名增液承氣湯治温病之腹堅而硬矢如羊糞口燥舌乾不欲飲水脈濇不暢者

本方去厚朴加羚羊犀角白薇鬱珀菖蒲赤芍連乔川連琥珀名犀羚承氣湯治温病症熱結陽明燥糞成實結爲惡物毒菌攻竄心腦神經狂言見鬼坐起不寧舌乾灰黑唇口臭噴人脈沉緊滑實或肢厥汗出者

歌括　大承氣湯用芒硝，枳實大黃厚朴饒，救陰瀉熱功偏擅，急下陽明有數條。

方解　厚朴近世用為制酸健胃排除水毒劑，産於中國之四川，故平常醫方中常有川樸之稱。其主成分据長井理學博士研究其中之揮發性芳香成分與蒼朮中之阿篤拉克言連相似，故在胃腸中有健胃制酵排除水毒等作用。又藥徵云厚朴主治胸腹脹滿也，旁治腹痛。据臨床上經驗對於胸腹脹滿確有特效，但胸腹脹滿之原因各異，若因水毒充實或水毒壅滯而滿者，本藥確為對症良劑。至厚

枳实苦胃能助消化
舌上有白花
若腹中有虫

云齋[illegible]

治腹痛則須視所合藥之功效如何。本品非止痛專藥也。

枳實味苦。其主成分未詳。搭藉言亦云為消食除痞破積化痰之聖藥。但証以臨床經驗。審係痰食鬱滯而致胸部痞滿者用之。殊有功效。又藥徵云。枳實主治結實之毒也。旁治胸腹滿痛。結實之毒者。自心下及肋骨下面痛毒凝着充實有自他覺之膨滿也。本藥功能導痰破結。故可治結實之毒。朱丹溪謂枳實瀉痰。如衝墻倒壁。可知其性之勇悍也。

大黄為蓼科植物。其主成分為卡太林。苦味質。鞣酸。克刘索芳酸四種。其生理上作用。因其所含之酸分在胃中能助胃液之不足。以促進其消化機能。至腸能刺激腸之蠕動。使積糞瀉下。至其治療作用。可為瀉劑。用中量服之。約八至十小時。並無過劇之副作用。令腸內顫其逐下糞便之力。排出粥狀之便。用小量。因其祇有苦味質及鞣酸之作用。反奏健胃止瀉之效。故有謂用大黃通便已瀉後而能自呈收斂性。此藥治泄瀉最宜云云。云此藥有輕補性。如食小量可為補胃劑。若與香料同服。適用於治久痢疾。嬰兒霍亂及老人小兒虛弱患者。且可單用。惟與他藥為伍、更能發揮其妙用於臨床上，因大黃含有鞣酸之故，用中等量即使下利，下後反呈便閉狀態，故人有用於習慣性便秘症者，實大黃之故也。西醫界中所用之小兒散，大黃製劑也，有輕瀉制酸作用，小兒之消化不良症、下痢、便秘等，均用之。藥徵曰：大黃主治通利結毒也，故能治胸滿腹滿腹痛及便閉、小便不利，旁治發黃、瘀血、腫膿，即本藥配以枳實、厚朴能治胸腹滿，配黃連能治心煩、心下痞有熱者，配以甘遂、阿膠，則治水毒與瘀血，配水蛭、虻蟲、䗪蟲、桃仁，能治瘀血，配黃柏、梔子、茵陳治黃疸，配甘草治急迫，配芒硝治堅塊配葛根湯治腫膿其他不能枚舉是可知用藥之神否全在醫家之善用也。本經云下瘀血血閉寒熱破癥瘕積聚留飲宿食蕩滌腸胃推陳致新通利水穀調中化食安和五臟。甄權云通女子經候利水腫利从大腸貼熱腫。小兒寒熱時疾煩熱蝕膿。時珍云下痢赤白裏急腹痛小便淋瀝實熱燥結潮熱譫語黃疸諸火瘡皆形容大黃之神效雖不若所言之驗著而通利腸內蓄便殊不虛偽也。西藥制為粉劑浸劑糖漿等劑則此藥不僅中醫所常用西醫亦常實用也。

藥學　一二十八

芒硝之主成分為硫酸鈉，依日本藥局方為主要之鹽類下劑，凡慢性便秘因心肝腎病而發之水腫、腦充血、急性漿液膜炎、胆汁分泌障碍結成胆石等之宜於下泄者，皆用之。藥徵云：芒硝主治軟堅也。所謂軟堅者，即使固體變為液體之謂也。故凡屬堅塊為病之心下痞堅、心下石硬、小腹急結、結胸、燥屎、大便難、宿食、腹滿等症，非本藥不為功。又本藥之治療作用，經科學之研究，尚有數端，茲分述之：(一)一時性及常習性便秘，在腸內容乾燥之際，用稀薄溶液。得使腸內容通利快暢，惟對於臥病在床之患者，則小宜内服也（二）凡腎疾患而致之水腫胃腸之腐敗作用異常醱酵時用芒硝等瀉劑，前者可妨水分之吸收，後者有制醱排除之功（四）肥滿症患者用此類鹽類瀉劑而妨礙營養物之吸收並有脫脂之效（四）腸及下腹部有輕度之炎症（如小腹結急小腹腫痛腹滿等）因其刺激力薄弱用之頗宜（五）從來芒硝治腦充血急性發疹性腦脊髓膜炎肺炎眼病等作為消炎誘導劑亦頗相宜，但實際上不如用植物性瀉劑之佳也

方論一 柯韻伯曰：諸病皆因於氣，穢物之不去，由於氣之不順也。

故攻積之劑，必用氣分之藥，因以承氣名湯。方分大小，有二義焉：厚朴倍大黃，是氣藥為君，名大承氣；大黃倍厚朴，是氣藥為臣，名小承氣。味多性猛，制大其服，欲令大泄下也，因名曰大；味寡性緩，制小其服，欲微和胃氣也，因名曰小。且煎法更有妙義，大承氣用水一斗，煮朴、枳，取五升，去滓，納大黃，再煮取二升，納芒硝，何哉？蓋生者氣銳而先行，熟者氣鈍而和緩，仲景欲使芒硝先化燥屎，大黃繼通地道，而後枳、朴除其痞滿。若小承氣以三味同煎，不分次第，同一大黃，而煎法不同，可見仲景微和之意也。

方論二

談元生曰人身發熱之理皆由體温調節失宜其無汗而發熱者由於放温機能失職有汗而發熱者由於造溫機能亢進也本症潮熱而有汗本因病毒蓄積於內刺激造温中樞以致造温亢進也然何不常時發熱而為日晡潮熱乎蓋因消化器內有病毒與宿食相阻熱度不易放散須待經過日中之後則其熱度充實於內始能一併而出故至日晡始發潮熱也是時腸胃四壁之吸收機能吸收而滲泄於外則小便自利因抵抗外邪而亢進吸收以放散於外則汗液大出若吸收太過津液將竭則其汗不能

周身祇有手足濈然汗出矣腸胃之津液既已盡供吸收則内中之糟粕勢必盡皆燥結且腸胃膜壁亦起變硬化失其蠕動能力故或心下硬痛而下利青水或腹滿硬痛而大便不通然硬滿疼痛有食積停尿蓄血之分停尿蓄血在臍下少腹以此為膀胱血海之部宿食停積在心下臍旁以此為胃及腸之所也然同是腸胃食積之病何以有大便不通與下痢之異此在乎腸内膜之起炎與否而異若腸内膜不起炎者則大便不通腸内膜起炎者則大便下痢消化器内之食積停積既多則循環器内之廢物

麦芽平肝

排泄極難。甚至腸胃內之燥屎變化為毒素。挾同血液中之廢物上犯。以致肺臟受其累則呼吸短促。心受其累則煩燥難寐。甚則刺戟於腦。變為譫語昏狂。循衣摸床。目睛不了等症。治此症所以用大承氣湯之理。蓋本方以厚朴為主。其量倍於大黃。中含有揮發性芳香成分。能刺戟腸胃之神經。使其興奮。則腸胃蠕動能力可以恢復。而腸胃之食積病毒不易逗留矣。枳實內含芳香揮發油。為健胃之良藥。日本小泉榮次郎謂其有祛痰利尿發汗消化之效。東洞云枳實主治結實之毒。兼治胸滿腹痛。古方藥品考四枳實開痞破結氣合而觀之其能健胃消積之功概可見矣芒硝能使腸胃膜壁軟化其主成分為硫酸鈉有火量之刺戟性且有清涼作用最宜於充血及兼熱之臟器病今因熱積於內腸胃四週之靜脈積成鬱血以致硬化故用此藥以軟化之也三物合用則燥屎消腸胃軟蠕動作而宿垢易於下矣再加以大黃為峻下之要藥由胃直達大腸刺戟於腸胃之內使其淋巴管及血管之吸收機能停止並將其中之水分輸入腸胃中則所有之食積病毒一鼓蕩盡而潮熱汗出諸恙均愈矣

治驗

曹拙巢曰：國操族侄孫志腦膜炎症，經余以承氣湯治愈，時醫不明其理，或謂俾中燕特詳加解釋，諒亦同道所樂聞焉。蓋西醫所稱腦膜炎主證有二：一為角弓反張，一為滿頭皆痛。自予論之，皆陽明悍熱之氣，壅滯不行，隨而上衝於腦也。所謂角弓反張者，即金匱痙病臥不著席證。所謂滿頭痛者，乃陽明悍氣入腦為之也。要知二者皆為大承氣證。頭痛而關上為甚，關上固陽明之經，入絡於腦之道路。大便二日不行，此即陽燥之徵。口渴，此即胃熱之徵。發熱不惡寒，此即表無風寒之徵。加以目中不了了，其為陽明三急下之第一證，更無可疑，須急下之。乃與大承氣湯，服之一周時即愈。可見經方能得其理，可以運用無窮也。

古方便覽云：一男子年四十餘，患熱病十八九日，口不能言，目視物不正，身體不動，手足清冷。諸醫以為陰症，投以參附等劑，不見寸效。余診之，兩脈細如蛛絲，候其腹，臍下有物磊砢，乃作大承湯飲之，下燥屎五六枚，諸恙頓消。

溫疫論云：朱海疇者，年四十五歲，患疫得下證，四肢不舉，目閉口張，舌上苔刺，問其所苦不能答，因問其子，兩三日所服何藥云進承氣湯三劑每劑投大黄兩許不效更無他策惟待日而已但不忍坐視更祈一診余診得脈尚有神下證悉具藥淺病深也先投大黄一兩五錢目有時而小動再投舌刺無芒口漸開能言三劑舌苔少去神思稍爽四日服柴胡清燥湯（柴胡黄芩花粉知母陳皮甘草）五日復生芒刺煩熱又加再下之七日又投承氣養營湯（知母當歸芍藥生地大黄枳實厚朴）熱少退八日仍用大承氣肢體自能少動計半月共服大黄十二兩而愈又數日始進糜粥調理兩月平復凡治千人所遇此症不過三四人

而已姑存案以備參酌耳。

理中湯

命名　方名理中者，乃理中焦之氣以交其上下之陰陽也。蓋上焦屬陽，下焦屬陰，而中焦則為陰陽相偶之處。若病吐利，則陰陽離決，故必須溫中焦之氣，使陰陽復交也。又一說，則以陽之動始於溫，溫氣得而穀精運，穀氣升而中氣贍，故名曰理中。

藥品　人參　白术　乾薑　炙草各三錢

服法　右四味，用水八升，煮取三升，去滓，溫服一升，日三服。服後如食頃飲熱粥一升微自溫勿揭衣被亦有作丸者乃將四味擣篩蜜和為丸如雞子黄大以沸湯數合和一丸研碎溫服之日三服夜二服腹中未熱益至三四丸以愈為度

方類　偏方

劑別　熱劑

主治　傷寒論云霍亂頭痛發熱身疼痛熱多欲飲水者五苓散主之寒多不用水者理中湯主之

又曰大病差後喜唾久不了了者胃上有寒當以丸藥溫之宜理中丸

金匱要略云胸痹、心中痞、留氣結在胸、胸滿脇下逆搶心、枳實薤白桂枝湯主之。人參湯亦主之。

千金方云理中湯治霍亂吐下、腹滿、食不消化、心腹痛者。若轉筋者加石羔三兩。

三因方云病者因飲食過度傷胃、或胃虛不能消化、致翻嘔吐逆、物與氣上衝胃口決裂、所傷吐出其色鮮紅、名曰傷胃吐血。理中湯主之、本方之能止傷胃吐血者、以其功最理中脘、分利陰陽、安定血脈故也。

醫方選要云理中湯治五臟中寒、口噤失音、四肢強直、兼治胃脘停痰冷氣刺痛者。

衛生寶鑑補遺云仲景理中湯治傷寒陰症寒冷下利臍下寒腹脹滿大便或白或淡黃或清穀或胃寒蛔上入膈吐蛔者。

婦人良方云人參理中湯治產後陽氣虛弱小腹作痛或脾胃虛弱少思飲食或泄瀉無度或嘔吐腹痛或飲食難化胸膈不利者。

直指方云理中湯治柔痓厥冷自汗。

聖濟總錄云白朮丸（即本方）治小兒軀噦脾胃傷風冷。

方剂学　　　　一七二五

心下虚痞腹中疞痛或时呕吐者

赤水玄珠云理中汤治小儿吐泻后脾胃虚弱四肢渐冷或面有浮气四肢虚肿眼合不开者

小青囊云理中汤治小儿慢惊脾胃虚寒泄泻及受寒腹痛者。

痘疹金镜录云理中汤治痘里虚寒泄泻若手足厥冷泄泻甚者加附子

方极云理中汤治心下痞鞕小便不利或急痛胸中痹者

类聚方广义云产后续得下利干呕不食心下痞鞕腹痛

小便不利者又老人每至寒時下利腹中冷痛瀝瀝有聲小便不禁心下痞鞕乾嘔者亦宜此方若惡寒或四肢冷者加附子

方函口訣云此方治胸痺之虛證亦理中丸為湯之意宜用於中寒霍亂太陰吐利之證厥冷者從局方加附子，太附湯伍即附子湯真武湯之意有驅内濕之效與四逆湯其意稍異四逆湯即以下利清穀為第一目的此方則以吐利為目的也

張氏醫通云理中湯治一切脾胃虛寒嘔吐清水飲食不

入下則完穀不化者。

汪訒菴云理中湯治傷寒太陰病自利不渴寒多而嘔腹痛糞溏脈沉無力或厥冷拘急或胸滿吐蚘以及感寒霍亂者。

王海藏曰上吐下瀉不止當渴而反不渴脈微細而弱者理中湯主之。

湯本求真云理中湯治胃神經痛慢性消化不良慢性胃腸加答兒等本方證老人頗多又小兒之下利症由急性變爲慢性四肢微冷多汗脈微弱吐乳下利不止而瀕危

加減附方

者以本方合歸芪建中湯與之有速效

若臍上築者腎氣動也去朮加桂四兩吐多者去朮加生薑三兩下多者還用朮悸者加茯苓二兩渴欲飲水者加朮足前成四兩半腹中痛者加人參足前成四兩半寒者加乾薑足前成四兩半腹滿者去朮加附子一枚本方加附子三錢名附子理中湯治中寒腹痛吐利四肢拘急者

本方加桂枝倍甘草名桂枝人參湯治太陽表證不除而數下之協熱而利心下痞鞕表裏不解者

本方加枳實茯苓蜜丸名枳實理中丸治胃虚挾積寒痰

頸癧用牡蛎之參川貝名消瘰丸

攻補兼施

方劑學 [illegible]

結胸用大陷胸不差者，
本方加青皮陳皮名治中湯治胃虛冷食結滯腹痛痞悶
苔白不渴者
本方加川連茯苓名連理湯治暑濕作瀉而四肢厥者
本方去甘草加茯苓川椒烏梅名理中安蚘湯治胃寒作
痛而吐蚘者
本方加陳皮茯苓名補中湯治泄瀉久不止者
本方加當歸白芍川芎陳皮厚朴加薑煎名溫胃湯治憂
思鬱結肝脾氣凝脹痛上衝飲食不下者

本方合五苓散名理苓湯治脾虚濕甚腫脹小便不利者
本方去甘草白朮加半夏三錢薑汁糊丸名乾薑人參半夏丸治妊娠胃寒嘔吐不止者
本方去人參白朮名甘草乾薑湯治胃中陽虚脉遲咽乾煩燥吐逆者
本方去白朮甘草加川椒飴糖名三物大建中湯治胸中大寒嘔吐不能食心腹冰冷作痛者
本方去人參加茯苓名甘薑苓朮湯治傷濕腰冷重著而痛者

方劑學

本方去乾薑加茯苓名四君子湯治面色痿白言語輕微
四肢無力脈來虛弱者
本方加附子肉桂名桂附理中湯治霍亂吐利脈微欲絕
者
本方加木香砂仁名香砂理中湯治腹痛吐利六脈沉微
寒多不飲水或中寒腹痛者
本方去乾薑加茯苓陳皮名五味異功散治胃氣虛弱不
思飲食倦怠少氣者
本方去人參白朮加肉桂杏仁名大順散治六月引飲過

多霍亂吐瀉者。

本方加當歸白芍名理中加二味湯治霍亂吐下腹中拘急而痛者。

本方加黃芪白芍陳皮藿香名黃芪湯治內外俱虛汗出腹痛便溏者。

歌括

理中白朮草薑參益氣驅寒走太陰口、取中焦交上下辛甘相輔意殊深。

方解

本方之主證為吐利不渴脈況無力故以參朮為主藥薑草為重要副藥蓋參朮之藥效不但強壯其胃腸之衰弱

[illegible]脈用 如[illegible]

敷[illegible]布燒灰搽

陶油[illegible]調一

消毒

金銀花 黃柏 甘草

三味煎為湯洗用

[illegible]桐油[illegible]搽[illegible]

[illegible]陽生肌

并可助其吸收合以甘草溫中止嘔與奮強壯而獲其長

前人謂理中為溫補之方今得新理之詮解益確切不移矣

（一）程郊倩曰陽之動始於溫溫氣得而穀精運穀氣升而中

氣贍故名曰理中實以燮理之功保中焦之陽也若胃陽

虛則中氣失宰膻中無發宣之用六府無灑陳之功猶如

釜薪失焰故下致清穀上失滋味五藏凌奪諸證所由來

也參朮炙草所以守中州乾薑辛以溫中必假之以燄釜

薪而騰陽氣是以穀入於陰長氣於陽上輸華蓋下攝州

都五臟六腑皆以受氣此理中之旨也若水寒互勝即當

脾腎雙溫，加以附子，則命門益土益溫矣。

方論二　蔡勁秋曰：吐利腹滿，爲太陰病之提綱，本湯爲太陰病之主方。或有因體質怯屈，及禁風寒而無力抵抗者；有因飲冷太過，以濕從中而發者，皆足以病太陰。法當溫中以扶脾胃之陽，故用白朮培助土之虛，人參益中宮之氣，乾薑散胃中之寒，甘草緩諸藥之急。且乾薑得白朮，能除滿而止吐；利人參得甘草，能療痛而和中。或湯或丸，隨機應變。合宜而用，可以左右逢源也。

方論三　陸淵雷曰：理中丸、人參湯，爲太陰病主方，其證心下痞鞕。

一百三十

方劑大意　二十一

腹痛吐利心下痞鞕、且吐者胃機能衰弱也。人參乾薑主之。腹痛者由寒而蠕動亢進也。乾薑主之。下利者小腸有卡他性炎症，腸內容物不被吸收，反有炎性滲出物流於腸管也。故二之吐利腹痛則急迫可知。甘草主之。學者須知人參湯之病理，則其理益明。今以治霍亂者，以霍亂之吐利由胃腸因寒而起，補救本體之弱點，即所以抵抗毒菌也。簡易方云：其圓者得蜜而潤，入脾為快，溫補為宜；若以湯蕩滌寒邪，祛逐冷積，則湯為捷，且免蜜之滯脾也。止

止

治驗

楊介曰：宋徽宗食冰太過，病腹滿下利，太醫治之無效，乃

收回陽氣歸胃陽
用甘草乾姜
收回陽氣歸命門
用附子肉桂

召僉診擬進大理中丸上日服之屢矣臣即奏曰疾因食冰而作臣請以冰煎藥是治受病之源也服之果愈

醫史載宋濂撰呂滄州翁傳云芮子玉病傷寒乃陰陽面赤足蹬而下利躁擾不得眠論者有主寒主溫之不一余不能決翁以紫雪遺理中丸進徐以冰漬甘草乾薑湯飲之愈且告之曰下利足蹬四逆證也苟用常法則上焦之熱彌甚今以紫雪折之徐引辛甘以溫裏此熱因寒用也聞者皆嘆服

震按此為陰盛隔陽亦曰下寒上熱滄州翁以寒藥裹熱

老齋眉批　一下三二

與熱藥冷服義同，其理精矣。然閱各家醫案，能識此證用此法者蓋亦少矣。

橘窗書影曰：太田生女，向患痔疾脫肛不止，灸之數十壯，忽發熱衄血，心下痞鞕，嘔吐下利。一醫以寒涼劑攻之，增劇。余與理中湯漸愈。痞有虛實，邪氣為痞，宜用疏劑；若胃中空虛，客氣衝逆而為痞者，攻之有害。古方瀉後胸痞用理中湯，又以理中湯治吐血，洵有故也。

生附子則害，熟附子則溫中。

生附子救急，熟附子溫中。

王孟英曰：周光遠之母，年踰七旬，于十月下旬天氣驟冷，忽患吐瀉腹痛，肢冷音嘶，乃急邀余視之，脈沉而微，口不濕爲寒邪直中太陰，非大劑温中不可，亟投理中與服，果不終劑而安。

四逆湯

命名 方名四逆者，乃四肢逆冷，因證以名之也。蓋四肢逆冷，乃陰寒之氣深入于裏，真陽欲絶，非此純陽之品，不足以破陰氣而發陽光，故名之。

藥品 炙草二錢 乾薑一錢 生附子一枚

服法 右三味，以水三升，煮取一升二合，去滓，分温再服。强人可大附子及乾薑，加其分量。

老[illegible][illegible]　一百三十二

方類　急方

劑別　熱劑

主治　傷寒論云傷寒醫下之續得下利清穀不止身疼痛者急當救裏後身疼痛清便自調者急當救表救裏宜四逆湯救表宜桂枝湯

又曰脈浮而遲表熱裏寒下利清穀者四逆湯主之

又曰自利不渴者屬太陰以其臟有寒故也當溫之宜服四逆輩

又曰少陰病脈沉者急溫之宜四逆湯

又曰大汗若大下利而厥冷者四逆湯主之

又曰既吐且利小便復利而大汗出下利清穀内寒外熱脉微欲絶者四逆湯主之

醫林集要云四逆湯治傷寒陰症唇青面黑身背強痛四肢厥冷及諸虚況寒者

濟生方云四逆湯治五臓中寒口噤四肢強直失音不語或卒然暈悶手足厥冷者

萬病回春云凡陰症身静而重語言無聲氣少難以喘息目睛不了了口鼻氣冷水漿不下大小便不禁面上惡寒

如刀刮者先用艾灸法次服四逆湯。

方極云四逆湯治四肢厥逆身體疼痛下利清穀或小便清利者。

方機云四逆湯治手足厥冷者、下利清穀者、腹拘急四肢厥冷下利惡寒者。大汗出熱不去四肢拘急厥冷者、下利腹脹滿身體疼痛者。

古方便覽云世醫所謂中寒、中濕、及傷寒陰症霍亂等諸厥冷惡寒下利腹痛者皆可用四逆湯。又雖一年二年下利清穀不止亦可用。

類聚方廣義云：四逆湯治霍亂吐利甚者、及所謂暴瀉症急者，死不崇朝，若倉皇失措，擬議誤策，斃人於非命，其罪何歸？醫者當平素研究講明，以濟急靖難。可參考大論各條，自不致誤。

方函口訣云：四逆湯陰症正面之治方也。以四肢厥冷、下利清穀等爲目的。其他有假熱症者，則有此方冷服之法。即加猪胆汁之意也。

章太炎曰：霍亂甚者，厥逆吐利交作，漸至脈脱。在中土則以四逆湯、通脈四逆湯救之，在西土則以樟腦鍼、鹽水鍼

救之四逆湯二方並以生附子為君強其心臟以乾薑為臣止其吐利二者相合故能效如桴鼓也

加減附方

若面色赤者加葱九莖腹中痛者去葱加芍藥二兩嘔者加生薑二兩咽痛者去芍藥加桔梗一兩利止脈不出者去桔梗加人參二兩

本方將乾薑加倍名通脈四逆湯治少陰病下利清穀裏寒外熱手足厥逆脈微欲絕者

本方將乾薑加倍再加豬胆汁名通脈四逆加豬胆汁湯治吐利已止汗出厥而四肢拘急不解脈微欲絕者

本方加人參一兩名四逆加人參湯治惡寒脈微而利利止亡血也

本方加茯苓四兩人參一兩名茯苓四逆湯治汗下後煩躁者

本方去甘草加葱白四莖名白通湯治少陰病下利脈微者。本方去甘草加葱白人尿猪胆汁名白通加猪胆汁湯治少陰病下利與白通湯利不止厥逆無脈乾嘔煩者服湯脈暴出者死微續者生

本方去甘草一味名乾薑附子湯治下後復汗晝躁夜靜

不嘔不渴無表症脈微無大熱者

本方去附子加白芍名芍藥甘草附子湯治傷寒發汗後不解反惡寒肌肉攣急者

本方除附子一味名甘草乾薑湯治肺痿吐涎沫而不欬者

本方加白朮大棗名朮附湯治中氣虛寒四肢厥逆而下利腹痛者

本方加當歸肉桂人參名薑附歸桂參甘湯治服四逆湯後氣血衰弱神疲力竭者

本方加吳茱萸一味名茱萸四逆湯治少腹痛手足冷脈微細者

本方加當歸木通名當歸四逆湯治感寒手足厥冷脈細欲絕及男婦寒疝臍下冷痛引腰胯者

本方加生脈散陳皮名回陽返本湯治陽虛躁渴面赤戴陽欲坐臥泥水中脈來無力欲絕者

本方加木香肉叩藿香訶子赤石脂名木香散治虛寒腹痛滑泄不止者

本方加肉桂良姜半夏名漿水散治虛寒吐利多汗脈微

者

本方加茵陳名茵陳四逆湯治陰黄脈沉細肢體逆冷其色晦暗者

本方去乾薑加白术名白术附子湯治風虛頭重眩苦極食不知味者

本方加肉桂人參白术茯苓半夏陳皮五味名回陽救急湯治三陰中寒初病身不熱頭不痛惡寒戰慄四肢厥冷引衣自蓋踡卧沉重腹痛吐瀉口中不渴或指甲唇青口吐涎沫或無脈或脈沉遲無力者

本方去乾薑加草菓桔紅生姜名冷香飲子治夏月中暑
內挾生冷飲食腹痛吐利者
本方加艾葉黃連知母人參麥冬五味薑棗葱白童便名
益元湯治面赤身熱、不煩而躁飲水不入口脈微厥逆者
本方加人參當歸芒硝大黃名温脾湯治寒實大便不通
臍腹絞痛者
本方加黨參白朮桃仁紅花名逆救回陽湯治霍亂轉筋
身冷汗多爪甲青黑者
本方去甘草加川連烏梅名聖濟附子丸治霍亂初起腹

衣齋學　葉三十八

不作痛利如米汁厥逆表見者

歌括

四逆湯中薑附草三陰厥逆太陰況或益薑葱參芍桔通陽復脈乃能任

方解

乾薑炙草解說詳見前甘草瀉心湯條

附子之主成分爲耶普阿哥尼丁其主治與藥理作用据近賢章氏次公之研究甚爲明白曉暢茲節錄如下

章次公曰附子有強心作用予昔日視四逆湯爲霍亂救菌劑者今乃知其不然縱附子強心上更悟回古人論回陽之說爲恢復體溫蓋體溫之升降與血液之流行關係

至屆服附子後心臟不致衰弱啟止血液循環得以如常肢股肩冷者亦因之而除矣不獨有強心作用且有利濕流暢血行亢奮神經之功如年來服務紅萬字醫院就診者亦有軍隊之士兵險感冒及水瀉症外大半周身麻痺與腳氣攣縮仲景用附子於歷節疼痛不可屈伸或手足不仁之症用桂枝附子湯附子去桂加白朮湯烏頭湯多效且於衝心之腳氣症心窩苦悶嘔吐等惡象已見亟投生附子以強其心稍加逐濕下行之藥奏效者固非一二人其腳氣輕者用附子合通仃之雞鳴散亦驗照吾用附

子治腳氣之經驗收效者多失效者少視西醫治腳氣無特效藥固不可相提並論矣龔數云附子主治逐水也殊不足盡附子之長逐水特附子功用之一耳况逐水之效正因其強心之功而來蓋心臟衰弱時血行緩慢下肢每多浮腫得附子後心臟恢復收縮擴張之運動血液運行得以旺盛則下肢血管滲出之液體以之消失而浮腫乃愈近人治腫之界說上腫曰風下腫曰水治水多用附子實亦不外強心之功耳生附子與熟附子應用之差別則急性病宜生附痼疾宜熟附近人以生附回陽熟附溫中。

亦即此意至其應用之目的在振起機能之衰減（不限定局所）故病必具有機能衰減之症狀譬如脈現沉微遲弱等象必職機能疲憊已甚用附子可以振起之新病久病皮膚冷而淋自汗出此周身細胞生活力衰况已極用附子得以興奮之熱性病先本煩擾不寧妄言怒罵忽然昏識模糊呢喃鄭聲此腦之機能陷於衰竭用附子得以刺激之大便洞瀉清穀不化是腸之吸收機能障礙已久附子得以運健之附子之用既在振起機能之衰况此為用附子之必要條件若病人任何器官之機能并不衰減則

無用附子之必要勉強用之其禍可立見也

方論一

柯韻伯曰脈浮而遲表熱裏寒二句是立方之大旨脈浮為在表遲為在臟浮中見遲是浮為表虛遲為在臟寒矣腹滿吐利四肢厥逆為太陰症薑附甘草本太陰藥諸條不冠以太陰者以此方為太陽併病立法也按四逆諸條皆是太陽壞病轉屬太陰之症太陽之虛陽留於表而不罷太陰之陰寒與外來之寒邪相得而益深故外症則惡寒汗出身體痛四肢疼手足冷或浮而遲或脈微欲絕內症則腹滿腹脹下利清穀小便自利或吐利交作此陰邪

猖獗真陽不歸故云逆也本方是用四物以救逆之謂非專治四肢厥冷而爲名蓋仲景凡治虚痞以補中爲主觀協熱下利脉微弱者用人參汗後身疼脉沉遲者加人參此脉微欲絶下利清穀且不嘔不欬中氣大虚元氣已虚若但温不補何以救逆乎觀茯苓四逆之治煩躁且用人參其廼以茯苓而不及參則本方當參可知矣人參通血脉者也通脉四逆豈得無參是必因本方之脱落而仍之耳薛新甫用三生飲加人參兩許而駕馭其邪則仲景用生附安得不用人參以固其元氣耶叔和以太陰之吐利四

[illegible]

逆混入厥陰不知厥陰之厥利是木邪尅土為實熱太陰之厥利是脾土自病屬虛寒徑庭有異若以薑附治相火豈不逆哉又按理中四逆二方在白朮附子之别白朮為中宫培土益氣之品附子為救腎扶陽生氣之劑故理中只理中州脾胃之虛寒四逆能徧理三焦陰陽之厥逆也後人加附子於理中名曰附子理中湯不知理中不須附子而附子之功不常在理中矣蓋脾為後天腎為先天少陰之火所以生太陰之土脾為五臟之母少陰更太陽之裏此四逆之為劑重於理中也不知其義者謂生附配乾

薑湯中有發附子之德生薑以能發散附子非乾薑則不熱得甘草則性緩是止知以藥性上論寒熱攻補而不知於病機上分上下淺深也所以不入仲景之門也哉

方論二葉動秋曰中寒陽微不能外達主以四逆中外俱寒陽氣虛甚主以附子陰盛於下格陽於上主以白通陰盛於內格陽於外主以通脈是則可知四逆運行陽氣者也附子溫補陽氣者也白通宣通上下之陽氣者也通脈通達內外之陽氣者也今脈微欲絕四肢厥冷下利清穀是陰盛於中格陽於外可知矣人體陰陽本甚均調陽微上脫陰

從下引之陰欲下脫陽從上吸之相維相繫未可須臾或離一有偏勝病變之矣附子辛甘大熱祛寒回陽乾姜辛熱溫經、燥脾附子得乾姜其力尤倍甘草之用本為救液而設仲景之用補液一劑甘草再則棗草輕則白芍棗草重則人參棗草此數者悉是補陰之品仲聖之用補於去病時者如是焉而已

方論三 陸淵雷曰四逆者四肢厥冷也四逆湯為體溫低落機能減衰之主方故以附子強心併振起細胞之生活力恢復體溫即古人所謂回陽以乾姜溫其腸胃而收縮腸管則

腹腔之血液被壓以入於淺層動脈，則脈即出。以甘草不獨緩其急迫，且可救液安陽。附子生用，則其力尤峻。今藥肆中生附子皆以鹽漬，一枚總重今秤八錢至一兩，大者及至二兩許。時醫但用淡附片、淡乾薑，幾經浸洗，等於藥滓，用量又僅數分，苟遇四逆證，惟有坐以待斃耳。

治驗

名醫類案云：郭雍治一人，盛年恃健，不善養，因極飲冷酒食，內外有所感，初得疾即便身涼自利，手足厥，額上冷汗不止，遍身痛，呻吟不絕，偃卧不能轉側，心神俱無，昏憒恍惚。郭令服四逆湯，灸關元及三陰交，未知，加服九鍊金液丹利厥汗證少止，猶少汗餘文則諸證復然。與急灸治，如此進退者，凡三日兩夜，灸百餘壯，服四逆湯一二斗，方能住灸湯藥，陽氣雖復，而汗不出，譫語，如太陽病，未敢服藥，以待汗二三日後，大煩躁飲水，次則譫語，煩甚，無可奈何，復與調胃承氣湯，後利大汗而解。陰陽反覆有如此者。

陳瑶由曰：奉天牛莊人，有一人，小隊長官，年二十五歲，病霍亂，初覺中滿，小便不利，欲溺，夜間吐瀉暴作，口燥不欲飲，四肢厥逆，惡寒，冷汗，聲音啞，白眼突沉陷，欲絕。此症脈象病形，皆屬陰寒。霍亂即西醫所謂真大性虎列拉，急須用四陽劫氣之劑，庶可春回於再造。乃投大劑四逆湯與服，果服一劑，吐瀉頓止，手足漸溫，後乃用參朮厚朴草蔻以補氣和胃，接服二劑而痊。

卜錫霖云：治病之道，百難於他業，差之毫釐，謬以千里。前癸丑夏六月，適值大暑，有船主王源大之婦求診甚急。時余設診所於河南馬元泰號，待診者日有百數十人之多，先後有緒，不容紊亂。而王恨大則俯伏求診，見其情狀悲慘，祇得先停他病，至其班船先診。見其汗如珠下，面紅目赤，煩躁不寧，口中要飲雪水井水，舌苔灰黑而潤，脈沉伏

一百七十三

肢厥逆病家人云延已多天曾在南通城內延諸醫診治已服過羚羊犀角並某名醫之秘製甘露余曰此症陽已外脫若認為熱症再服寒涼而死非溫納救陽不可即以四逆湯加肉桂豬膽汁童便與服服後六小時又邀余去診珠汗收口渴亦止面紅目赤亦退脈細如絲而已見余曰脈已微續可無慮矣再進以四逆加人參服一劑而病霍然

黃連阿膠湯

命名　芩連苦以瀉心也阿膠雞子黃甘以養陰也各舉一味以

名其湯者，蓋因二味不獨為本方之主藥，且可相須為用也。

藥品　黃連四錢　黃芩一錢　白芍二錢　阿膠三錢　雞子黃二枚

服法　右五味，以水六升，先煮三物，取二升，去滓，納膠烊盡，小冷，納雞子黃，攪令相得，溫服七合，日三服。

方類　奇方

劑別　濕劑

主治　傷寒論云：少陰病，得之二三日以上，心中煩，不得卧，黃連阿膠湯主之。

肘後方云：時氣差後，虛煩不得眠，眼中疼痛，懊憹，黃連阿

方劑學

膠雞子黄湯主之

醫宗必讀云黄連阿膠湯一名黄連雞子湯治溫毒下利膿血少陰煩而不得眠者

方極云黄連阿膠湯治心中悸而煩不得眠者

類聚方廣義云黄連阿膠湯治久痢腹中熱痛心中煩而不得眠或便膿血者

榕堂治療指示錄云淋瀝症小便如熱湯莖中焮痛而血多者黄連阿膠湯有特效

方函口訣云此方柯韻伯所謂少陰之瀉心湯治病陷陰

分上熱猶不去心煩氣躁者故治吐血衄血心煩不眠五心熱漸漸肉脫者凡諸病人熱氣浸淫於血分為諸症者每利腹痛膿血不止口舌乾者皆有驗又用於少陰下利膿血而與桃花湯有上下之辨又活用於疳瀉不止者痘瘡煩渴不寐者有特效

吳鞠通云少陰溫病真陰欲竭壯火復熾心中煩不得臥者黃連阿膠湯主之

張鏐熙云黃連阿膠湯治吐血咳血心煩不得寐有特效

周岐隱云黃連阿膠雞子黃湯為養陰清火之主方一切

心虛失眠之病多可用之若挾有痰氣者可酌加茯神棗仁川貝竹黃之屬

謝良毅云黃連阿膠湯前賢謂治下痢屬少陰症蓋即痢久陰傷之症也

附方

本方去黃芩白芍雞子黃加乾薑當歸名駐車丸治痢久陰虧時見發熱膿血稠粘者

本方去黃芩白芍雞子黃加黃柏梔子名海藏黃連阿膠湯治傷寒熱毒入胃下利膿血者

本方去黃芩白芍雞子黃加茯苓名局方黃連阿膠湯治

濕熱鬱於胃腸致腹痛口渴下痢純赤小便不利者

本方去白芍雞子黄加當歸黄柏艾葉名歸連湯治陰虚之利下赤白及孕婦患痢者

本方去黄芩白芍雞子黄加麥冬生地烏梅名連梅湯治熱甚灼陰而消渴者

本方去黄連黄芩加龜板生地麻仁五味麥冬炙草生牡蠣生鱉甲名大定風珠治熱邪久羈吸爍真陰脈氣虚弱舌絳苔少神倦瘈瘲時時欲脱者

歌括

心煩不卧主阿膠雞子芩連芍藥要邪入少陰從熱化坎

一百四十六

方解

離交構在中文

黄連黄芩白芍俱見前葛根湯及葛根芩連湯條

阿膠為阿井之水與黑驢皮煎熬而成其主成分為多量之膠質及少許之脂肪故能滋陰潤燥止血凡屬津燥液虧之煩不得卧或體内血管有破綻之處現出吐血尿血及婦人血崩等本藥因富含膠質可使破綻之血管易於凝結及增加血液凝固故能治諸出血症前人謂阿膠不獨能補血止血并可滋肝腎之陰所謂陰不足者補之以味厥即凝固滋養之理也藥徵云阿膠主治諸血證旁治

心煩不得卧甚至煩不得眠其血枯津燥神經失養發為虛性興奮可知以本藥潤其燥復其陰則神經得其濡養自能安入睡鄉矣又本藥前賢亦有配藥以治虛勞咳血陰虛久利急淋尿血等如古方之補肺阿膠散千金駐車丸猪苓湯等是其例也。

雞子黃為滋養強壯劑。富含脂質與燐質、易於消化吸收。能補充人身之營養及強壯腦系神經之衰弱、用於陰虧下痢及心血衰少之煩不得卧、其為適應。蓋利久陰虧腸壁因失潤而麻痺、吸收機能不振、下痢愈益難痊、心血衰

方劑學　一下四十七

少神經失養，發為虛性興奮，則煩不得卧。以本藥潤其腸壁，養其血液，強健其神經，則生理復常，不止利而利自止，不安眠而自入睡鄉矣。李時珍謂本品補陰血，解熱毒，治産後虛痢為特長，亦即滋養強壯之功也。

方論一　柯韻伯曰：此少陰之瀉心湯也。凡瀉心必藉連芩，而導引有陰陽之別。病在三陽，胃中不和，而心下痞鞕者，虛則加參甘補之，實則加大黃下之。病在少陰，而心中煩不卧者，既不得用參甘以助陽，亦不得用大黃以傷胃矣。用連芩以直折心火，佐芍藥以收斂神明，所以扶陰而抑陽也。然以但欲寐之病情。而至不得卧。以微細之病脈。而反見心煩。非得氣血之屬。以交合心腎。甘平之品。以滋陰和陽。不能使水升、而火降。若苦從火化。而陰火不歸其部。手少陰之熱不除。雞子黄禀離宫之火色。入通於心。可以補心中之血。用生者攪和。取潤下之義也。驢皮禀北方之水色。入通於腎。可以補坎宫之精。濟水內合於心。而性急趨下。與之相溶而成膠。是降火歸原之妙劑也。經曰。火位之下。陰精承之。陰平陽秘。精神乃治。斯方之謂歟。

方論二 陸淵雷曰。黄連阿膠湯證非少陰病也。少陰爲陽虚。本方證為陰虛陽虛有急性有慢性急性者死亡最速用藥得當則病愈亦速傷寒少陰症是也陰虛則但有慢性無急性者服藥亦不能效要須善食將養者也本方證雖屬陰虛其胸腸則煩熱故煩不得卧以芩連合用與諸瀉心同意故能治心煩芩芍合用又與黄芩湯同意且雞子黄治利見日華本草及本草綱目故又能治腹痛下利阿膠止血治血痢血淋合雞子黄又能養陰故能治煩不得卧方意明白非所以治陽虛之少陰也

治驗

吴瀚勲曰吾湘今年天氣亢旱酷熱薰蒸温疫流行極為

猛烈。如長途路過勝旅館營某偏，患上嘔下瀉，腹痛煩惱。遂據醫按診治，飛霞膏射鹽水針，兼服藥水，嘔瀉雖止，而溫邪內伏，大便難解，小溲短赤，目赤苔黄，口中大渴，又服某醫藥附子二品，煩躁異常，日夜不寐，闔家震惶，讀不敢。因延余診，脈洪而實，外不發熱，心中煩躁，難安，穀食數日不入。余初以犀翹散合清暑之法與服，不效，後乃用仲聖之黄連阿膠湯與服，煩躁乃安，夜始成寐，繼服犀角地黄湯加銀花、麥冬、人參、川連，酌爲解大凉重劑，始得病愈過半，後以滋陰補脾竣功。

壹 少陰

者 魯園

乙篇學　　一百四十九

錢森濟回。家人蕭嘗魯內侄黃君。年二十餘歲。病脈沉微細數。舌邊尖紅。舌中苔厚黃燥。唇焦。而渴欲嗆飲。嗜睡異下利。便色老黃。其氣臭惡。小便短赤。目光無神。午後發熱。次晨始進神昏譫語。兩足厥逆。脈症合參。乃少陰下利之壞症也。故少陰。上火而下水。火氣上炎。故渴。水氣下流。故利。心火內炎。故譫語。腎水內潤。故小便短赤。溫邪內蘊。陰氣被灼。而竭。故有午後潮熱。脈沉細數。舌邊赤紅。舌苔黃燥等見證。乃以黃連阿膠湯加龍牡參冬金釵與服。服二帖。利止。熱平。脈變滑數。唇潤渴解。惟舌色潮熱。仍如前。此乃陰氣漸復，溫邪尚未盡化，再以清熱養陰，熱解舌色退。

遂以全愈

烏梅丸

命名　以烏梅為君，故名之。蓋厥陰為風木之臟，風甚生虫，古有明訓。烏梅酸能泄木，又可安蚘，故以為君，并以名湯。

藥品　烏梅九十三枚　乾薑一兩　當歸四錢　黃連一兩六錢　川椒四錢

桂枝　人參　附子　細辛　黃栢　各六錢

服法　右十味，異擣篩，合治之。以苦酒漬烏梅一宿，去核，飯上蒸之。擣成泥，和藥令相得，納臼中，與蜜杵二千下，丸如梧桐子大。先飲食白飲和服十丸日三服稍加至二十丸禁生冷粘滑臭食等。

方療學 一百三一

方類　緩方。

劑別　澀劑或作殺虫之劑

主治　傷寒論云傷寒脉微而厥至七八日膚冷其人躁無暫安時者此為臟厥非為蚘厥也。蚘厥者其人當吐蚘。今病者靜而復時煩此為臟寒蚘上入膈故煩須臾復止得食則嘔又煩者蚘聞食臭出其人當自吐蚘。蚘厥者烏梅丸主之又主久利方。

[illegible]子理中丸加大黄　又治[illegible]
治反胃

聖濟總錄云烏梅丸治産後冷熱利久下不止者。

內科摘要云烏梅丸治胃冷蚘發致蚘甚而嘔嘔甚則長虫出。

雜病妙云反胃之症世醫鮮其治此方速治之實奇劑也。

百疢一貫云烏梅丸煎劑亦有效蚘或因臟寒或因熱病。病至末傳吐蚘者多死。此症後世用理中安蚘湯。古方則用烏梅丸。

類聚方廣義云反胃噤口痢間有宜用此方者。以生姜汁湯送下為佳。

方函口訣云厥陰多寒熱錯雜之症。除茯苓四逆湯吳茱

方剂學　二百六十一

萸湯以外凡用此方而奏效者多故别無蚘虫之候但胸中痰熱者亦用之又反胃之變症以半夏乾姜人参丸料送下此丸奇效又能治久下利

程郊倩曰烏梅丸于辛酸入肝藥中微加苦寒納上逆之陽邪而順之使下也名曰安蚘實是安胃故併主久痢見陰陽不相順接而下利之證皆可以此方治之也

陳修園曰凡厥疾飢而不能食者是肝病宜烏梅丸

張氏醫通云凡人胃脘忽痛忽止身上作熱作涼面上作赤作白脈候亂條靜口中吐沫不食者便是蚘厥之候宜

按木瓜様之事矣
神　生蟲殺矣　治療法
飢而能食乃胃中有餘所
是以此方　矣

烏梅 木瓜 楯以

烏梅丸服之

内臺方議云蚘厥者乃多死也其人陽氣虛微正元衰敗則飲食之物不化精反化而為蚘虫也蚘為陰虫故知陽微而陰勝陰勝則四肢多厥也若病者時煩時靜得食而嘔或口常吐苦水時又吐蚘者乃蚘症也又腹痛脈反浮大者亦蚘症也有此當急治不治殺人故用烏梅為君其味酸能勝蚘以川椒細辛為臣辛以殺虫以乾薑桂枝附子為佐以勝寒氣而溫其中以黃連黃柏之苦以安蚘以人參當歸之甘而補緩其中各為使且此蚘虫為患為難

方劑（續二）　二百三十二

此寸白等劇用千殺之劑，故得勝制之方也。

加減附方

千金方以本方去細辛附子人參黃栢，亦名烏梅丸，治冷痢久下不止者。

本方去細辛附子人參黃栢當歸，加半夏吳茱萸茯苓白芍，名減味烏梅丸，治厥陰三瘧日久不已，勞則發熱，或有痞結氣逆欲嘔者。

本方去細辛川連川椒桂枝黃栢，加白朮炙草，名四維散，治脾腎虛寒，滑脫不禁，或氣虛下陷，泄利不止者。

本方去桂枝附子黃栢當歸細辛，加半夏黃芩甘草大棗右椒梅瀉心湯治蚘蟲病之心下痞痛，而嘔吐者，或心下有冷飲惡心喜嘔者。

歌括

烏梅丸用細辛桂人參附子椒薑蘗黄連黄柏及當歸溫臟安蚘寒厥劑

方解

烏梅爲清涼性收斂藥，富含有機酸，能健胃固腸斂肺殺菌，故可固澀大腸，禁痢止瀉，却除瘴癘，預防霍亂，鎮咳祛痰，試治小兒蟲積之腹痛，及寒熱錯雜之蚘厥。蓋有機酸之主要作用，厥爲收斂及殺菌，故嘗用於上開各症，有立竿見影之效。前賢謂不難之，酸可止泄，斂肺用於口渴久嗽有功效亦即有機能之作用古時雖無科學借助然由經驗而來之事實往往與近代科學原理相符甚矣古義之應宜發皇也。

當歸爲繖形科植物之根富含蔗糖、及精油其主治與作用自漢魏以來皆謂爲補血妙藥然補血二字有嫌泛於籠統刻經近代研究甚爲新穎確實茲分條敘述其一爲強心藥能刺激神經中樞亢奮心臟及血管喚起其機能等有特效作用故用於心臟變異血行障礙及失血衰竭臟及根等有特效其二爲強壯藥能促進血質及赤血球

51 3115 15 315 51 3115 51 3113 3115 5-5-31 513115

115 31 15 215 55 313 55 53 1355 1 31351

之譬如用於貧血萎黃、神經衰弱等，同其他補血藥久服有不可思議之效力。其三為驅瘀解凝藥，用於臟器瘀血、神經痛及慢性諸病，能使新陳代謝，識能驅瘀血中雜質排除，關節痛、撲傷瘀血自去。其四為通經藥，能使卵巢充血，用於貧血所致之閉經、月經不調、經停、經來疼痛等。等症。其五為補虛藥，能刺激子宮神經及其中樞，使陣痛增盛。用於分娩時陣痛微弱，氣血凝滯，胎兒不下者，用大量有特效。古謂當歸為婦科要藥，觀乎此益確切不移矣。

細辛為馬兜苓科細辛屬之副根，其主成分為芳香油之

方劑

一百五十一

一種刺激性極大，故能通關開竅，用少量則為行氣散寒逐飲藥，故本經主欬逆上氣、頭痛、腦動、百節拘攣、風濕痺痛死肌，蘇徵主治宿飲停水、黃疸，主齒痛，弘景主口瘡、喉痹，其所以然之故，蓋不外舒暢神經、流暢血行、通達體溫、排泄水毒之功效。其治口瘡、齒痛者，取其能散浮熱，亦即古說所謂火鬱發之之義也。

川椒為溫性刺激藥，其主成分為揮發油，有健胃、祛風、促進食慾、溫壯腎陽、利尿、殺菌等功效，用於胃弱之消化不良、心腹冷痛、痰飲、水腫、胃寒蛔動、陽衰溲數，其效猶響之

治中以川椒、川连

治下以黄柏、吴茱

上焦苍术、黄柏、苍术

各经皆要药也

於羅大撒辛熱之性，俱有刺激胃腸，興奮神經之功。故古人謂為溫暖脾胃補命門之要藥，雖其立說微有不同，而其用意則一也。

黃栢為消炎性收斂藥，其成分含檗魯貝林，與黃連同，用於熱性下痢、熱性黃疸、眼瞼紅腫、炎性分泌液等有特效。但痾痢、赤眼等症，黃連亦能治之，故其成分相同。然考古人之記載，固有相同處，亦有特異之處，如治赤痢、黃疸、赤眼，二藥均能治之，此其所同也。止嘔用黃連而不用黃栢，治瘻用黃栢而不用黃連，黃連治上，黃栢治下，黃連瀉心

方劑

貴在補腎此又二藥之所異也審其異同而活用之則有驗於今而無違於古矣。

方論一柯韻伯曰。六經惟厥陰為難治。其本陰。其標熱。其體木。其用火。必伏其所主而先其所因。或收或散。或逆或從。隨所利而行之。調其中氣。使之和平。是治厥陰法也。厥陰當兩陰交盡。又名陰之絕陽。宜無熱矣。第其具合晦朔之理。陰之初盡。即陽之初生。所以一陽為紀。一陰為獨使。則厥陰病熱。是少陽使然也。火旺則水虧。故消渴氣上衝心。心中疼熱。氣有餘便是火也。木盛則尅土。故飢不欲食。蟲為風化，飢則胃中空虛，蚘聞食臭出，故吐蚘。仲景立方，皆以辛甘苦味為君，不用酸收之品，而此用之者，以厥陰主肝木耳。洪範曰：木曰曲直，作酸。內經曰：木生酸，酸入肝。君烏梅之大酸，是伏其所主也。配黃連瀉心而除痞，佐黃柏滋腎以除渴，先其所因也。腎者肝之母，椒附以溫腎，則火有所歸，肝得所養，是固其本。肝欲散，細辛乾薑辛以散之。肝藏血，桂枝當歸引血歸經也。寒熱雜用，則氣味不和，佐以人參調其中氣。以苦酒漬烏梅，同氣相求，蒸之米下，資其穀氣。加蜜為丸，少與而漸加之，緩則治其本也。蚘昆蟲也。

生冷之物與濕熱之氣相感，故變亦寒熱互用，且胸中煩而吐蚘，則連栢是寒因熱用也。蚘得酸則靜，得辛則伏，得苦則下，信為化虫佳劑。大利則虛，調其寒熱，酸以收之，下利自止也。

方論之隱沁河曰：厥陰病用烏梅丸之理，舊說固不能成立，即東洋醫哲亦未有所發明。愚細考之，皆為神經性胃病，暨腸胃病累及神經，與夫寄生虫累及神經等病，其症狀如氣上撞心，心中疼熱，飢而不欲食，皆神經性之胃症狀也。至其厥冷，尤為神經衰弱之特徵，蓋因消化不良，醞釀發酵。

蘆薈毒素侵害腦筋，致使神經衰弱，心臟麻痹。又於臨床經驗，常見慢性胃炎之患者，多兼神經衰弱。神經衰弱者，多兼消化不良。腸胃有蟲者，亦常發現精神病狀，均用烏梅丸治之，屢獲奇效。蓋此丸中除連柏歸姜消炎健胃，烏梅川椒健胃殺蟲外，其桂附參細皆能強心激腦興奮神經。前人因見厥陰症狀，上有消渴熱疼之熱象，下有手足厥冷之寒象，於是認為上有熱而下有寒。又見此丸桂附連柏合組，更認為係散寒清熱并用之法。殊不知純屬誤解。其心中疼熱者，乃發酵之毒素刺激胃膜也。手足厥冷

方齋 點云　　一下五十九

者乃臟筋中毒神經衰弱也。以烏梅丸治之，即是恢復生理之常也。

治驗

方與輗云：吐蛔證先哲已有論之。或為寒。或為熱。其治法由此丸分出。雖似各有確見。然余以此藥由寒熱各性錯綜成方。即是立方之妙旨。故予常守故規。不為一味之去加。而屢得巧驗。茲舉平時治驗以証之。河道屋某。年二十餘。久患虫積腹痛。更醫數人不效。上嘔下泄。羸困頗甚。余以此丸為料用之。十餘劑而痊。以此丸為料用。不載於書。又不見世醫為之。頃讀陳飛霞幼幼集成。以烏梅丸方為米水煎泡服。此説可謂先得我心矣。

余聽鴻曰：常熟星橋石姓嫗，晨食油條一支，麻糍一枚，猝然脘中絞痛如刀刺，肢厥脈伏，汗冷神昏。余診之曰：食阻賁門，不得入胃，陰陽之氣阻隔不通，清陽不能上升，濁陰不得下降，故劇烈而痛。窒塞於中，宜用吐法以通其陽，用生萊菔子三錢，藜蘆一錢，桔紅一錢，炒鹽五分，煎之。飲後以雞羽探喉取吐，再以炒鹽湯飲之，吐二三次，痛止，肢溫。脈回，汗收，惟噁心，乾嘔不已。余曰：多嘔，胃氣上逆，不能下降，以烏梅丸三錢煎化服之，遂平。後服六君子湯三四劑。

而愈。夫初食之厥，以吐為近路，其陽可通。若以枳實、檳榔、建粬、山查等消食攻下，其氣更秘，症乃危矣。

白頭翁湯

命名　以白頭翁為主藥，故名之。

藥品　白頭翁二錢　黃栢二錢　川連二錢　秦皮二錢

服法　右四味，以水七升，煮取二升，去滓，温服一升，不愈再服一升，以愈為度。

方類　偶方。

劑別　寒劑。

乾姜人参黄芩黄连
[illegible]

主治

傷寒論曰熱利下重者白頭翁湯主之。

又曰下利欲飲水者。以有熱故也。白頭翁湯主之。

方極云白頭翁湯治熱痢下重而心悸者

方機云治熱利下重者。下利欲飲水者胸中熱而心煩下利者。均宜白頭翁湯。

方輿輗云熱利下重即後世所謂痢疾也此方用於痢之熱熾而渴甚者白頭翁以解痢熱者。蓋痢熱與傷寒之熱大異。非白虎輩所能治。惟黄栢黄連白頭翁之類能治之他家用黄連解毒湯或三黄湯加芒硝雖能治此。但余用

方剂 [illegible]

此湯所屢奏奇效，此由本方有治痢熱之殊效也。此湯之的症，雖屬裏熱熾盛，然非可用下劑之處也。

類聚方廣義云：熱利下重，渴欲飲水，心悸腹痛者，此方之主治也。

又曰：眼目鬱熱，赤腫陣痛，風淚不止者，用本方亦效。

駱卯岑曰：曾在甲戌時，痢疾流行，沿村闔户，無不嬰此患者。其症每大便肛門灼熱如火，用此方多有效。

方函口訣云：白頭翁湯利腸部之熱為主，蓋咽乾渴甚，飲水，小便赤數，大便氣臭，後重，舌上無苔，均是裏熱之症。此症若虚弱甚者須加阿膠甘草用之。金匱以治産後不可一概論之。凡傷寒時疫等之飲水下咽。大便即自利者皆宜。

醫宗金鑑云。白頭翁神農本經言其能逐血止腹痛。陶弘景謂其能止毒痢。故以治厥陰熱利。黄連苦寒能清濕熱。厚腸胃。黄柏瀉下焦之火。秦皮亦屬苦寒。治下痢崩帶。取其收濇也。

沈中主云。白頭翁治赤痢。身熱。口渴也。皇漢醫學引方輿輗之言曰。痢熱非白虎所能治。而連柏白頭翁能治之。一也。痢下純血。腸壁糜爛且潰矣。不能再行攻下。惟消炎止血。

方合病機，方中川連白頭翁秦皮皆消炎收斂藥二也，從藥效推勘病理，可知本方之治赤痢熱渴腹痛裏急後重，無疑義矣。

王一仁云：凡痢疾用白頭翁湯之標準，要以脈滑數苔黃有熱，而不挾滯者為宜，若有挾虛寒之喜按腹者，痛忌之。

加減附方　本方加阿膠甘草二味，名白頭翁加阿膠甘草湯，治產後下利虛極而有血症者。

歌括　痢而後重白頭翁，連栢秦皮四味煎，大苦大寒堅下部，熱除利止氣平和。

方解

白頭翁含極辛之黄油，有消炎鎮痛通經諸作用，故爲熱痢腹痛裏急後重、月經困難之特效藥。大凡痢疾之裏急後重，其病理即腸部炎症延及肛門括約肌炎腫。本藥功能消炎鎮痛，刺激腸壁神經，使蠕動增速，俾腐敗之腸内容物迅速排出，則腹痛後重自除。至通經之理，蓋因本藥被腸壁吸收後，至血中能引起末梢神經之反激，使大腦興奮，一時血運增加，由中樞神經直達卵巢，卵巢因此充血，則月經自至，故能奏通經之效也。

秦皮爲消炎性收斂藥，有療熱性下痢及炎性滲出物之

方劑

故能蠲消炎收斂制泌之藥即古說清利濕熱之理故帶白痢之裏急後重或婦人之帶多前人俱謂為滯鬱以秦皮味甘性濇故多用於赤痢崩帶其學理雖有不同而其治痢之效能則一也。

方論一 柯韻伯曰三陰俱有下利症自利不渴者屬太陰是臟有寒也自利渴者屬少陰以下焦虛寒津液不升故引水自救也惟厥陰下利屬於熱以厥陰主肝而司相火肝旺則氣上撞心心火鬱則熱利下重濕熱穢氣奔迫廣腸魄門重滯而難出內經云暴注下迫者是矣脈沉為在裏弦為

肝𦚢。是木鬱之徵也。渴欲飲水，厥陰病則消渴也。白頭翁臨風偏静，長於驅風，用為君者，以厥陰風木，風動則木揺。而大旺，欲平走竅之火，必寧揺動之風。秦皮木小而高，得清陽上升之象為臣，是木鬱達之，所以遂其發陳之性也。黄連瀉君火，可除上焦之渴，是苦以發之。黄柏瀉相火，止上焦之利，是苦以堅之也。治厥陰熱利有二：初利用此方，以升散火，是謂下者舉之，寒因熱用法。久利則用烏梅丸之酸以收火，佐以苦寒，雜以温補，是逆之從之，隨所利而行之，調其氣使之平也。

止

方劑

一八　藥　一百六十二

方論二　黄錫昭曰：仲景以熱利下重為白頭翁之主證，熱痢而兼發熱，殆即近西所謂細菌性赤痢，其治痢之初，則用萆麻油等下劑，以導滌腸腔內容物，而中土後世諸家設遇下重，雖不敢峻攻，往往投以潤下之品，藉以排除腸內積滯。仲景此方雖標明下重，而竟無一味下劑，自表面觀之，似覺藥症不能相符，然吾人試一細考，即瞭然此方構合之佳。蓋赤利之病部在腸，而下重則係腸部炎症，延及肛門括約肌炎腫之結果，故欲除下重之症，必先根除腸部肛門部之炎灶，若徒用瀉劑以圖排除腸內容物，而腸部之炎症依然刺激物亦將源源不絕。裏急後重。仍不能除故白頭翁湯消炎收斂之藥特多。此仲景之所以高人一等也。且白頭翁據現在東人研究有刺激腸壁神經亢進其蠕動之作用。則排除炎症滲出物。而裏急之症。亦可消除。患既不急後重自能減少。以觀後世斷斷於蕩滌積滯。而不知消炎清腸者。其相去奚啻天壤哉。

治驗

王孟英曰。徐有堂妻病痢。醫作寒濕治。廣服溫補之劑。痢出覺冷。遂謂沉寒。改服燥熱。半月後。發熱無溺。口渴不飢。腹疼且脹。巔痛不眠。孟英察脈弦細。沉取甚數。舌絳無津。

肌肉盡削。是暑熱膠錮，陰氣受爍，乃予北沙、斛、芍、銀花、双葉、丹皮、阿膠，再合白頭翁湯為劑。次日，各恙皆減，痢出反熱。蓋其曰熱症誤投熱藥，熱結為大便不行者有之；或熱勢奔迫而泄瀉如注者有之；若誤服熱藥而痢出反冷者，殊不多見。無怪醫者指為久伏之沉寒。吾以脉症參之，顯為暑熱然。暑熱之邪，本無形質，其為滯下也，必挾身中有形之垢濁，故治之之道，最忌補濇壅滯之品。設誤用之，則邪得補而愈熾，濁被濇而愈塞，耗其真液之灌溉，阻其正氣之流行。液耗則出艱，氣阻則覺冷。大凡有形之邪，皆能阻氣機之固流。如痰盈於中。胞頭覺冷積滯於臍。臍下欲嘔之類皆非真冷之人不識。吾曾治愈多人矣。仍擬育陰滌熱。病果漸瘳。

橘窗書影云三村親妁妻產後下痢不止。虛羸不足之脈數無力舌上無苔而乾燥有血熱。便色亦為茶褐色帶臭氣因與白頭翁加甘草阿膠湯下痢逐日減少。血熱大解。遂以全愈。

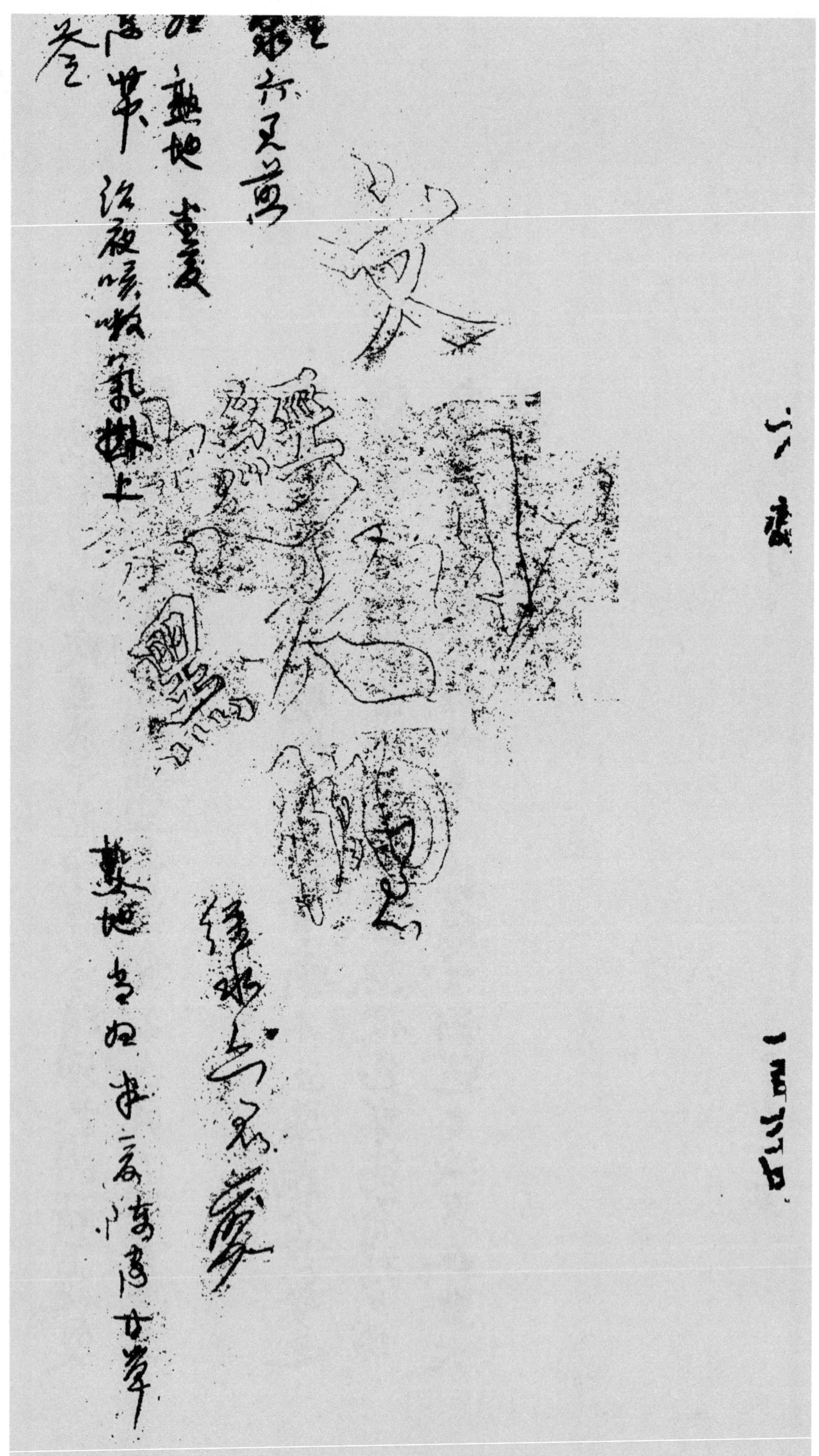

緒論

陸安元曰中國醫藥之精髓。不在空談之氣化。而在實驗之良方。旨哉斯言。蓋中醫之治療術雖有按摩針灸諸法。而湯藥實居大成。試觀古聖前賢起沉痾於俄頃者。莫不恃乎湯藥。即東洋醫哲。亦莫不精究我國之方劑。是我國方藥之價值。烏可任其湮沒不彰。昔叔和集仲景方。而後人仰之。葉桂吳塘運用時方。而後人亦宗之。於是乃有經方時方之判。降至近世。專用經方者。則譏時方家為輕描淡寫。膽不如鼷。樂用時方者。則指經方家為劑藥傷人。甚於猛虎。互相攻訐。迄歲不拔。形成兩大本營。為國醫進化之致命係焉。嘗平心論之，醫事操生死之權，斷不能閉門造車，合是其是必取精提要，舍長棄短，虛心下問，有無互通，方可為人治病。如時方輕淡，投於重病，則杯水車薪，鮮克有濟，延誤病機，罪無可逭。經方峻烈，投之輕病，則牛刀割雞，邪去正脫。且審症不確，為害滿大。兩者均有利弊，礙難專執，運用須適乎病機，當用則用，庶無偏執之害。今本課宗此意，所以先授以經方，而後授以時方者，蓋欲諸君將來臨症處方，免為一偏之見，而誤人之生命也。

要之，經方、時方均不可偏廢。唐宋以降，名賢輩出，在臨床經驗著有成效之方劑者，亦不在少數。若執一偏之見，目為輕淡而廢棄之未免因噎廢食。故本書將傷寒以下之設方，分門別類。皆醫方集解體裁，先補益，次發表攻裏，次風寒暑濕燥火、除痰消導等。務須盡量搜取，俾有實用。其湯藥之方式，則仍循經方舊貫，略加去取。惟於各分類之下，附以簡明之註解，但倉卒之作，錯譌恐所難免。讀者倘能精研而補正之，則幸甚焉。

補益之劑

所謂補益者，即近人強壯之謂也。蓋人之氣稟，罕得其平，有偏於陽而陰不足者，有偏於陰而陽不足者，故必假藥以資助之，使其食慾亢進，營養佳良，俾氣血歸於和平，乃能形神俱茂，而疾病不生也。經曰：聖人不治已病治未病，不治已亂治未亂。夫病已成而後藥之，亂已成而後治之，譬由渴而穿井，鬪而鑄兵，不亦晚乎。故補益為先。況晉唐以後，染神仙服食習氣，滋補强壯、長生不老之說，瀰漫于醫界中。降至有明，立齋、景岳之徒，一意温補，而補益劑乃應用日廣。徐靈胎、吉益東洞等雖識其非是，然一切衰弱症、貧血、惡液質、消化不良等，用之適當，每奏身體强壯之效。同時以抵抗力强大之故，可使疾病一旦瓦解。至于大病差後，尤為適用本劑之機會，非但防患於未然而已也。

補益劑之選用，前人有補脾補腎之爭。如孫兆謂補腎不如補脾。

許學士謂但補脾護胃，使進飲食，而全穀氣，令生氣血。易簡方謂五臟皆取氣於胃，精氣血氣皆由穀氣而生，此皆主補脾者也。嚴用和濟生方云：補脾不如補腎，腎氣若壯，脾土溫和，膈開能食矣。張景岳謂胃為五臟六腑之海，而關則在腎，補脾不如補腎者，救本之道也。此皆主補腎者也。今細考之，所謂補脾總不離乎參苓朮淮之屬，即近人所謂健胃劑也；所謂補腎亦不外乎熟地杞子蓯蓉鹿膠之屬，即近人所謂滋養強壯劑也。補脾在振起食慾，以興起衰弱；補腎在滋養強壯，以改進營養。故衰弱同，而消化機能減退者，宜用前者；營養不良而消化猶良者，宜用後者。此則界限分明。安有爭論之餘地。但學識淺薄者流。往往為其所惑。是不可不明辨也。

補益劑治病之效。在振起衰弱狀態。使身體強壯。得以充分發揮。治愈機轉之勢力。如肺病。胃病。血崩。産后。及諸漫性病。末期無不衰弱。即為本劑之適應症。俾營養良好。身體強壯。其病亦能自愈。然補益劑之運用範圍。實不止此。有合攻病之藥。同時用之。如為虛人當感冒。或急性熱病。初起時。法宜發汗。則用參蘇飲。人參敗毒散。桂枝加人參湯。麻黄人參芍藥湯之類。或老弱便秘。若應通下。則用黄龍湯。或一味肉蓯蓉之屬。虛勞骨蒸。急在解熱。則用秦芤扶羸弱。煩渴則有白虎加人参之設。陽虛發熱則有補中益氣。陰虛發熱則有柴胡四物。凡此皆治病。與補益劑合用而收功者也。

◎四君子湯

命名　藥止四味。以其皆中和之品故名。

藥品　人参。白朮　茯苓各二錢。甘草五分。或加生薑紅棗。

主治　名醫方論云。治面痿白。言語輕微。四肢無力脈來虛弱者。若飲食難化作酸。乃屬虛火。須加炮薑。醫方集解云。治一切陽虛氣弱脾衰肺損飲食少思。體瘦面黃皮聚毛落脈來細弱者。

長澤道壽云。此方之主治有六。(一)丹溪曰右手脈不足。及右半身不遂者用之。予遵其法而屢用有效(二)方考曰。年高氣弱。痔血不止者用之。或誤服攻痔之藥。致血大下不止而虛脫者亦用之。血為有形之陰。質必賴無形之氣以固之。故年高氣弱血下。誤藥損氣血下。此方之參朮苓草。皆甘溫益氣之品。元氣充盈。自足以固有形之血也。(三)一切下血漏崩帶下等症。屬於氣虛下陷者。皆宜用之。或加升麻柴胡。或加當歸白芍(四)暴死有痰聲者名痰厥用本方加竹瀝薑汁。(五)痿厥者宜用之。方考曰陽明虛。宗筋失養不能束骨而利機關。令人手足痿弱。此方主之。(丹)丹溪曰。麻木屬氣虛。此方主之。予用此方以治麻木不仁。亦有不可思議之効也。

友松子曰。氣虛用四君湯足矣。然必脾氣虛者則可用此。爲如肺氣虛損。而皮枯毛焦者。前人治以加減四君子湯。即本方無甘草。而有黄芪也。舉此一例。餘以意推則無不圓活矣。

編者按。此方此爲調補脾胃之劑。俗或不知此義。蓋調補脾胃者。即近人所謂恢復其消化吸收之機能也。消化吸收機能壯盛則營養自良，人身各部皆以受益。消化吸收機能衰弱則營養來源斷絕，人身各部於以現衰弱狀態也。故欲使營養佳良，身體強健，則調補脾胃誠為先決條件。學者宜記取之。

加減附方

若肝氣虛，加當歸、陳皮、生薑。心氣虛，加生地、當歸、麥冬。脾氣虛，加白朮、茯苓、甘草。肺氣虛，加黃芪、五味、麥冬。腎氣虛，加熟地、桂心。血虛合四物，名八珍湯。有痰合二陳，名六君湯。氣寒而痛，加丁香、木香。心悸不得眠，加酸棗仁、生薑。半身不遂在右者屬氣虛，加竹瀝、薑汁。

本方加陳皮名五味異功散健脾進食為病後調補之良方再加半夏名六君子湯治脾胃虛弱胸滿多痰再加木香砂仁名香砂六君子湯治氣鬱痞滿痰飲結聚腹痛泄瀉者六君子加麥冬竹瀝治四肢不舉六君子加柴胡葛根黃芩白芍名十味人參散治虛熱潮熱身體倦怠六君子加烏梅草菓薑棗煎名四獸飲治五臟氣虛痰飲結聚發為瘧疾者

本方加黃芪山藥亦名六君子湯為病後調理助脾進食之劑。

本方加木香藿香乾葛名七味白朮散。治脾虛泄瀉作渴者。

本方加山藥扁豆薏米蓮肉陳皮砂仁桔梗名參苓白朮散。治脾胃虛弱飲食不化。兼有泄瀉者。

本方加山藥扁豆名六神散。治小兒表熱去後。又發熱者。熱甚再加升麻知母。名銀白湯。

本方加半夏陳皮木香白附南星。名醒脾散。治小兒吐瀉後。生慢驚風者。

本方合四物。名八珍湯。治心肺虛損。氣血兩虧。面白神倦。四肢無力。若傷之重者。真陰內竭。虛陽外散。又加黃芪以補氣助陽固表。肉桂以引火歸原。名十全大補湯。十全大補去川芎，加陳皮、遠志、五味，名人參養榮湯，治脾肺氣虛。榮血不足，驚悸健忘，寢汗發熱，食少無味，身倦肌瘦，色枯氣短，毛髮脫落者。十全大補加防風為君，再加姜活、附子、杜仲、牛膝，名大防風湯，治鶴膝瘋。十全大補去肉桂，加香附、柴胡、貝母、桔梗、陳皮，名益氣養榮湯，治二陽之病，發心脾。女子不月，傳為息賁者。

本方去白朮，加乾葛、桔梗、犀黄，名人參散，治小兒因吐瀉後虛熱，煩渴者。

本方去朮。加山藥扁豆乾姜名養中煎。治中氣虛寒為嘔為泄者。

本方加四物杜仲菟絲鹿角霜川椒名毓麟珠。為婦科中調經種子方。

歌括

參朮苓甘四味同。方名君子取謙沖。增來陳夏痰涎滌。再入香砂痞滿通。水穀精微陰以化。陽和布護氣斯充。若刪半夏六君內。錢氏書中有異功。

方義

脾居中土。達於上下四旁。肺朝百脈。實為五臟華蓋。前人謂陽虛之證統於脾。陰虛之證統於肺。故脾與肺乃人身陰陽元氣之大關鍵也元氣有傷則百病叢生本方人參大補元氣爲君白朮補脾爲臣茯苓滲濕爲佐甘草和中爲使性味冲和故名君子恐其氣之滯也加陳皮以理之又恐其痰之阻也加半夏以滌之再加木香以通行三焦砂仁以調暢脾肺腫滿痰飲尚有不蠲者予張石頑謂用四君子隨證加減無論寒熱補瀉先培中土使藥氣四達則周身之機運流通水穀之精微敷佈何患其藥之不效故古人調補諸方諸名目多端又烏能越此範圍耶雖古人之鑄此方者類曰補氣補陽獨陳修園謂補陰補液從

仲景理中化而裁謂理中湯薑朮二味氣勝於味以扶陽參草二味味勝於氣以和陰此湯以乾薑易茯苓去其辛而取其淡亦陰陽兼調之和劑也此種釋堪稱華絕千古蓋肺與脾均屬太陰而肺居胸中為陽氣之所出入脾居腹中為陽氣之所運行乃體陰而用陽加入補陰之品則補陰氣加入補陽之品則補陽氣謂氣虛之主劑才無偏無黨耳識以肺主諸氣脾主中氣四君加陳皮補氣之中佐理氣之品而氣更調暢故有特異之功能若中氣內虛則水穀之精微失於運輸於是津液凝聚而為痰脾氣既

培土使脾胃有權，則資生變化方足以盡其補益之能事。陳修園謂去此三味殊實不靈，必善得加減之法方可用之，識有閱歷見道之言也。

歸脾湯

命名 歸脾者，調四臟之神志魂魄，皆歸向於脾也。蓋五味入胃，必藉脾之轉輸，而四臟方能受益，故以歸脾名湯。

藥品 人參 白術 茯神 棗仁 龍眼肉各二錢 炙黃耆半 當歸 遠志各一錢 木香 炙草各五分

主治 濟生方云：治思慮過度，勞傷心脾，怔忡健忘，驚悸盜汗，發熱體倦食少不眠或脾虛不能攝血致血妄行如婦人經亂帶多等症。

名醫方論云治思慮傷脾心脾作痛嗜臥少食婦人月經不調者。

戴達夫云此方治婦人脾虛少食經事淋漓不止脈虛神疲腰痠者服之大有神效

方讀辨解曰此方所治之證多第一不食健忘之證用之則進食開胸能利小便大凡用補劑時小便多不利此方為補劑且並表配利小便之藥能使之通利亦其妙矣。

又補藥多泥於胸膈，此方反能開胸，乃補藥之最善者也。用其他補藥而泥胸時，可用此方代之。十全大補及補中益氣之方，服用時多覺胸中窒，服此方，則如飲冰糖水，反能開胸。蓋方中木香能降氣也。

勿誤方函口訣曰：此方括明醫雜著，加遠志、當歸，除健忘外，復治思慮過度致傷心脾，不能攝血，或吐衄，或下血，再加柴胡、山梔，則治本方證有虛熱者。

牛山方考論：本方主治曰：用此方之要訣有五：(一)此方為思慮過度，勞傷心脾，健忘怔忡之妙方；(二)凡血虛走者，或志高慮深之人。面色痿黄、腸風下血、咯血、衄血、遺精、小便淋濁一類之病、用之其效如神。(三)婦人不得於姑、不寵於夫、思念不遂、嫉妬憂鬱者、心脾虛鬱、怔忡驚悸、虛火上炎、眼昏耳鳴、手足麻痺、嗜卧食少、或崩帶漏下者。(四)瘰癧馬刀一切氣腫、耳後項邊、累累不破、不痛、雖腫未紅、加柴胡、酒芩、川芎、連乔、貝母、昆布、有奇效。(五)諸病誤藥、尅伐腸胃時、先用六君子湯調脾、並用補中益氣以扶陽、不應者、蓋因脾弱不收、用此方有奇效。

加減附方

本方加熟地、名黑歸脾湯、治心脾腎俱虛、怔忡健忘、嗜卧少食腫瘦小便渾濁者。

本方加黑梔丹皮，名加味歸脾湯，治心脾虛而肝經有熱者。

本方去白朮木香龍眼肉，加茯苓川芎半夏柏子仁五味子肉桂，名養心湯，治心虛血少，神氣不寧，怔忡驚悸者。又

傅青主治心經血虛，怔忡不寐，方用人參當歸茯神丹皮麥冬甘草菖蒲五味棗仁，名曰安寐丹。又治心驚夜卧不睡，方用人參熟地茯苓茯神石棗當歸遠志甘草菖蒲黃連肉桂砂仁生棗仁麥冬，名坎離既濟丹。

歌括

歸脾湯用朮參耆　歸草茯神遠志隨　酸棗木香龍眼

方　剂　　一千九廿一

二八　癥

肉　蘊加薑棗益心脾　怔忡健忘俱可却　腸風崩漏

總能醫

方義

思則氣結勞則氣耗氣結則心神受傷氣耗則脾意受傷、心為血脈循環之主宰脾為血脈資生統攝之機關。血隨氣而行氣須血而養心脾之氣受傷則血虛神疲於是乎怔忡健忘驚悸不寐。體倦食少。或嗜臥失血諸證蜂起矣。用參耆朮草。所以補脾氣。使資生變化。佳其營養也。用茯神歸遠龍棗。所以養血補心。神經得其濡養。使血行流利。血得歸經也。而其要則在木香。蓋木香古人謂為和脾利氣。可以行血中之滯。可以助參、耆補氣。取其苦先入脾。領諸藥補養心脾。使補藥得發揮其效用也。由是以觀。則本方為興奮性強壯劑。益彰顯甚。故凡現血行消化吸收神經等衰弱狀態者。均適用本方主之也。

命名

（宜性衰弱之勞倦內傷）補中益氣湯

所謂氣者。乃脾胃之氣也。東垣以脾胃立論。從內經勞者溫之。損者益之之義。以辛甘溫之藥。合為一劑。以補益中氣。并升舉其清陽。俾中州健運。陽生陰長。正氣自充。外邪亦解。故名補中益氣。

剂　一百八十二

藥品　黄芪錢半　人参　白术　甘草各一錢　陳皮　歸身各五分
升麻、柴胡各三分　加薑棗煎、

主治　東垣老人云、治陰虛內熱、頭痛口渴。表熱自汗、心煩不安。四肢困倦。懶於口語、無氣以動。動則氣高而喘。脈洪大而虛者。

汪訒菴曰。治煩勞內傷、身熱心煩。頭痛惡寒、懶言惡食、脈洪大而虛、或喘或渴。或陽虛、自汗、或氣虛不能攝血。或瘧痢脾虛。久不能愈。一切清陽下陷。中氣不足之證

周慎齋曰。脾氣上升。則為元氣。下行則為邪氣。勞倦內傷。

中虛表熱。自汗或泄瀉爲用本方之正鵠。若病熱已退。則升柴不可用也。

陸麗京曰。此方爲下實而清陽下陷者言之。非爲下虛而清陽不升者言之。倘人之兩尺虛微者。必是癸水銷竭。命門火衰。若再以升提。則如大木將搖而更拔其根蒂。必枝枯葉落。壽命難期也。

友松子曰。內傷者。飲食勞倦傷脾胃之名也。飲食飢飽則傷胃。則呼吸短促。精神疲倦。虛火上行。故面部發熱。經曰。面熱者。足陽明經病也。形體勞倦則脾病。故體惰嗜臥。四肢不收。大便泄瀉。脾既病則胃亦從而病。故飲食勞倦傷脾胃者。此方主之。

大義（續）　一百八十三

漢方要訣云用此方之要訣有六。㈠內傷之病。頭痛惡寒發熱。或寒熱往來。身痛口乾。頗似外感。如察之果為內傷不足之候。則用此方。㈡稟受虛弱之人。感風寒病。為內傷挾外感。內傷重者。則用此方。外感重者。先用外感之藥。後以此方調之。㈢稟受壯實者。以歷汗吐下猶未愈者。必用此方。是邪盛正虛故者。㈣瘧久不愈者。必投之。蓋病久則氣血虛。而邪氣深入。參、朮、歸、芪、補氣血。升、柴升發陷邪。陳皮化痰故也。其餘痢久，則直腸為之不收者，皆可用之。(五)手足痿弱，或攣痛，或身如蟲行者，多屬脾胃虛也。時醫多誤為中風之候，與以排風順氣之藥，多屬無效。當察脈症而用此方，常有效。(六)日晡發熱，小便淋瀝，大便結燥，舌裂口乾。自汗盜汗者，宜用此方合地黃丸料同煎用之可也。

加減附方

血不足加當歸。肺氣咳嗽去人參，噎乾加葛根。頭痛加蔓荆子、川芎。風濕相搏，一身盡痛加羌活、防風。有痰加半夏、生薑。胃寒氣滯，加陳皮、木香。腹脹加枳實、厚朴。腹痛加白芍、甘草。能食而心下痞加黃連。咽痛加桔梗。濕腫加蒼术

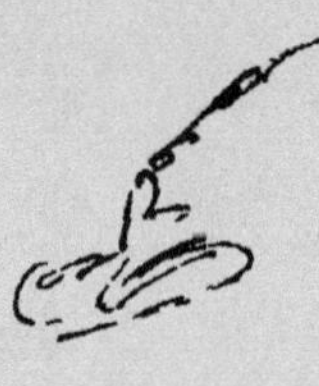

小肯·医学　　一百八十四

茯苓。濇虛有火。加黃栢知母。大便秘加大黃。咳嗽春加旋覆欵冬。夏加麥冬五味。秋加麻黃黃芩。冬加麻黃乾薑。泄瀉去當歸。加茯苓蒼朮。

本方除當歸白朮。加木香蒼朮。名調中益氣湯。治脾胃不調。胸滿肢倦。食少短氣。口不知味者。

本方加白芍五味。亦名調中益氣湯。治氣虛多汗。餘治同前。本方加蒼朮半夏黃芩。名參朮益胃湯。治內傷勞倦。身熱。短氣。口渴無味。大便溏泄者。

本方去白朮。加草蔻神麴半夏黃栢。名升陽順氣湯。治飲食勞倦所傷。滿悶短氣不思食，不知味，時惡寒者。

本方加酒芩神麴，名益胃升陽湯。治婦人經水不調，或脫血後食少不化者。

本方加黃栢生地，名補中益氣加黃栢生地湯。治陰火上乘，發熱晝甚，自汗，短氣口渴者。

本方加白芍細辛川芎蔓荊，名順氣和中湯。治清陽不升，頭痛惡風，脈弦細者。

本方加羌活防風細辛川芎，名調營養衛湯。治勞力傷寒，身痛體熱，惡寒，脈浮無力者。

本方去陳皮甘草加川芎名補氣升陽飲治產後腸下不收者。

本方去當歸白朮陳皮柴胡加葛根蔓荊子白芍黃柏名益氣聰明湯治耳鳴耳聾目障者。

歌括　補中益氣耆朮陳　升柴參草當歸身　虛勞內傷功獨擅。亦治陽虛外感因

方義　寒熱有外感內傷之分。傷於六淫者為外感，傷於飲食勞倦七情者為內傷。同是寒熱，而外感內傷辨之不清，常致僨事。今悉舉而明之。外感發熱，熱甚不休；內傷發熱，時熱

時止。外感惡寒，凜冽徹骨，雖厚衣厚被不除。內傷惡寒，稍
覺凜冽，得煖便解。外感惡寒，見風便畏；內傷惡風，不甚畏
風。外感頭痛，連痛不休；內傷頭痛，乍痛乍止。故內傷之寒
熱，驟視頗同外感，而實際實大相徑庭也。惟東垣知其飢
飽勞役失常，致傷脾胃之陽，穀氣不充，陽氣下陷於陰中
而發熱者，製補中益氣湯，遵內經勞者溫之、損者益之之
義，用甘溫之品，以補益中氣，而升陽洩熱，卓識確論，爲治
內傷發熱者，開大一法門也。飢飽勞役過度之人，脾胃之
氣少虛，中氣不足，肺氣亦虛，肺爲氣之本，而主皮毛，皮毛

方劑

[illegible]

一百六十六

不固，往往表熱自汗。故用黃芪以固表益衛，不令自汗。元氣不足者，則懶言氣短，故用人參以補之。甘草以瀉心火而除煩，此三味為治煩熱之聖藥，即內經所謂甘溫除大熱也。脾虛者白朮以健脾，氣虛之人，血分必虧，用當歸以養血，用陳皮者以散諸甘藥之膩滯，補中有行也。清氣不升，下流陰分，故用升柴輕清上達以升之，更以薑棗調和營衛，則面面週到。柯韻伯以為補中之劑得發表之品，而中自安；益氣之劑賴清氣之品，而氣自倍。用藥有相須之妙，蓋深得東垣之法矣。

六味地黄丸

命名　藥共六味，以地黄為君，故名。本方煎服，則名六味地黄湯。

藥品　熟地八錢　石棗四錢　淮山四錢　茯苓　丹皮　澤舍各三錢

主治　錢仲陽曰：小兒虛怯，由胎氣不足，則神氣虛，目中白睛多，其顱即解，面色㿠白，此皆難養，縱長不過八八之數。若恣色慾多，不及四旬而亡。或有因病而致腎虛者，又腎氣不足，則兩目畏明者，蓋腎者陰也，腎虛則畏明，皆宜補腎地黄丸主之。

薛立齋曰：此方治小兒稟賦不足，頭顱不合，體瘦骨露，言

遲齒遲行遲五軟如天柱傾倒等皆宜用此以滋化原其功不能盡述也

趙養葵曰此方應用之廣難以盡述即以傷寒口渴言之邪熱入於胃腑消耗津液故渴恐胃汁乾急清之以存津液其次者但云欲飲水者不可不與不可多與別無治法縱有治者徒知以芩連梔栢麥味花粉甚則石羔知母皆有形之水以沃無形之火安能滋腎肝之真陰乎若以六味地黃湯大劑服之其渴立愈何至傳至少陰而成急下之症乎費伯雄云傷寒溫熱日久陰傷或平數虛損屡經

汗下清解及苦寒之藥而熱渴煩躁舌紅無液或燋黑乾燥脈來豁大無力此則大虛有盛候寒之不寒責之無水當壯水之主以制陽光宜本方大劑濒進始有效力又噎膈反胃諸症半為胃液枯涸而腎為胃關腎旺則胃陰充胃陰上濟則賁門寬展而飲進胃陰下達則幽門闌門滋潤而二便通亦宜本方或加甘草北杞當歸直接滋補腎胃無不效如桴鼓也

張石頑曰錢薛二翁用本方治小兒解顱等症雖曰稟腎虛體屬純陽地黃不製可也然服之往往有減食作瀉

立方若用縮砂製地黄則無此弊服後連噯數聲氣轉食運脾腎安和宜運化有權有陽生陰長之妙世莫之知茲特表而出之

陳修園曰此方治腎精不足虛火炎上腰膝痿軟足跟瘦痛小便不禁或淋秘夢遺盜汗腎虛消渴頭目眩暈耳聾齒摇尺脈虛大者

王海藏曰錢氏謂腎無瀉法故無瀉腎藥若尺部脈洪而實須用瀉腎丸即本方熟地改用生地重用澤瀉去石棗是也若右尺洪實以鳳髓丹方是甘草黄柏二味

漢方要訣云：用此方之要訣有六：（一）真水虧，陽火旺，見夜熱喉乾，日見瘦弱，咳而帶血者，皆宜用之；（二）房勞過度，以嗽者用之。蓋腎主真水，膀胱主津液，房勞過度，則火趨下焦，津液不能歸於源，故升浮為痰而作嗽也，醫者不知其本意，用辛熱之劑，以救一時之速愈，而反絕其天年，良可慨也；（三）腎水虧而消渴者用之；（四）骨弱痿廢者用之；（五）老淋虛損者用之；（六）真陰衰於下，虛陽浮於上，為顴赤為嘔者用之。

加減附方

血虛陰虧，熟地為君；精滑頭昏，山萸為君；小便或多或少，或白或赤，茯苓為君；小便淋瀝，澤瀉為君；肝虛火盛及有瘀血，丹皮為君；脾胃虛弱及肌肉消瘦，山藥為君。

本方加肉桂、附子，名附桂八味丸，又名金匱腎氣丸，治命門火衰，不能生土，以致脾胃虛寒，飲食少思，大便不實，或下元衰憊，夜多遺溺，或尺脈弱，小便不利者。

本方加黃柏、知母，名知柏八味丸，治陰虛火動，骨痿髓枯，尺脈洪實者。

本方加肉桂、附子、牛膝、車前，名濟生腎氣丸，治陽虛腹脹、虛腫等症。

本方加肉桂芍藥元參名十味地黄丸治口舌生瘡面紅目赤齒牙浮動服涼藥而更甚者。

本方加五味子名都氣丸加麥冬五味名八仙長壽丸加人參麥冬名參麥六味丸俱治勞嗽喘急乾咳無痰者。

本方加磁石名磁石地黄丸再加柴胡名耳聾左慈丸治耳鳴耳聾目眩昏花等症。

本方加當歸白芍名歸芍地黄丸治肝虛血少精力毫無者。

本方加枸杞菊花名杞菊地黄丸治腎衰目無精光視物

方劑學　一百〇一

不明者。

本方加青蒿龜板，名滋陰八味丸。治虛煩骨蒸內熱等症。

陰陽雙補劑：本方加沉香鹿茸，名香茸八味丸。治腎與督脈皆虛，頭旋眼黑。或小兒面白，顱開不合者。

歌括　六味滋陰益腎肝，茱淮丹澤地苓丸，再加桂附扶真火，八味功同九轉丹。

方義　本方為陰精不足，腎臟發炎之主方。觀上文所列主治各症，無非陰虛火炎之機轉。蓋熟地為富含滋養之品，所以益陰填精，以補其腎精之不足。凡人身機構，新者補充，而必去其陳者。方能受益。故以丹皮澤瀉。泄炎導濁。仍恐熱地力有未逮。則加山萸以助之。至茯苓山藥二味。乃為帮助胃腸之吸收。俾營養液灌輸於百骸。并恢復其腎臟之機能。以奏利尿消炎之效。觀仲景之八味丸。以小便不利為主證。可知矣。善乎費氏伯雄之言曰。此方不但治肝腎不足。實三陰並治之劑。有熟地之滋補腎水。即有澤瀉之宣泄腎濁以濟之。有萸肉之溫濇肝經。即有丹皮之泄瀉肝火以佐之。有山藥之平補脾經。即有茯苓之淡滲脾濕以和之。藥止六味。而大開大闔。三陰並治。洵補方之正鵠

方劑學　　一百六十二

也此言最深得製方之意義近人不明其理。謂本方之用
澤茯苓滲泄傷津。蓋由不知人身新陳代謝之工作也。古
人雖無科學原理佐助。然立方之義。常吻合甚矣。古醫學
之應宜發皇也。

實用方劑學

莆田國医專科学校講義

衛生

（全册）

民國三十四年五月重訂

《卫生》引言

《卫生》为莆田国医专科学校教材之一，编者不详，有残缺，现存原稿第67～125页内容，版心题“卫生学”“卫生”。原稿第67页内容为上一章节内容的总结，指出精神病当以精神救之，非药石所能治，遵循中医调摄情志的方法可以使人远离精神疾病的困扰。原稿第68～105页用中西医结合的方式详述了心脏、血管、肝脏、脾脏、肺脏、肾脏等的生理功能、病理表现、五脏六腑之间的相互关系、各个脏腑疾病的辨证论治等。原稿第105～109页论及眼目的生理功能、保护方法、疾病分类、治疗方法等。原稿第109～115页论及了耳鼻咽喉的保护及其疾病的病理表现、病因病机、辨证论治、预防治疗方法等。原稿第118～125页则是妇女卫生之章节，提及妇女生理卫生、受孕表征、孕期推算、孕妇卫生、分娩准备等。

迷信自生信魔，積欲更失治療，婦人女子以小見寡寥之故，從來醫藥神經之病，非吾衛生之學，恐不足以啟蒙也。

綜上所述，精神之病，色情甚多，如此情癲狂癡呆，自殺犯罪，鬥狠驚惶，懦怯驕奢，淫佚怠惰，放浪詬怨，備述不盡。在在足以危身，足以致病，非藥石所能治。精神病仍當以精神救之。救治精神，惟有理解。人惟識識見小，然後量狹生事。若見識廣遠，度量必然寬大，無事狹則所容不多，薄物細故，皆形於色，於是激起精神大腦震動。神經反射亢進。血脈沸騰。筋肉痙攣。是皆致病之端。是惟能講求學問。講養精神。明足以燭事。智足以周物。有定理。定識。以處斜紛。則精神安泰。病可不作。而人品高尚。亦無比焉

中醫古有攝生之術。其教人遠害。亦即保守静經之良法。蓋謂為虛邪賊風。避之有時。惟放任恬憺虛無。保養真氣。精神内守。病無從來。是以志閑而少欲。心安而不懼。形勞而不倦。美其食。任其服。樂其俗。嗜欲不能勞其目。淫邪不能惑其心。無論智愚賢不肖。但

有參於中，則無懼於物。此皆合養生之道，以其德全而不危也。近代生活中之困難，常見人憂愁過度，或因遭遇重大之不測，內省過咎，致憤而自殺者，恒有之。由是以觀，神經之使用，有關人体之强弱，生命之所係。吾人可不亟亟講求衛生，以保身體固有之健康哉。

第四款　臟腑

心臟　心臟乃完全為肌肉所組成之器官，居於胸腔內，而在肺之左右二部之間。當人未出世時，心臟

衛生學　　六十八

即已開始其工作。日夜跳動不息。直至死而後已。適常吾人之心臟。約每分鐘跳動七十二次。每次跳動時。血即自心室噴出。至動脈管以遍流全身。再由靜脈回流至心。其跳動之聲音。可於左胸部之近乳處聞之。而其跳動浪。則在各動脈上可以捫得。如在手腕側附近處之搏動。吾人常稱之曰脈搏是也。故欲知心之動作。是否正常。或心臟之有否疾病。可聽其心聲。數其跳搏。便可分曉。

正常之心臟跳動時。人每不覺。蓋其動作不能隨人之意志。而乃出於自然也。人當休息時，心跳遲緩，而在運動時，則因肌肉內輸血較多，故心力必倍增，而跳動亦變速矣。吾人體內之別種器官，多須休息，如腸胃消化完畢，即停止其工作。肌肉神經久則用疲，必須睡眠休息，以使恢復。惟心臟則無須輟息，至於健全之心臟，久能持續工作，縱被細菌損壞，或受傳染病毒而致心臟肥大者，亦能維持工作多年，其活動力之奇妙耐久，誠屬不可思議也。

初年時心跳較速，嬰孩之脈搏每分鐘約達百餘次，

衛生學

至成年時，約僅七十二次而已。雖然心跳之速度，亦隨情形而定。如在發熱時，或輕弱貧血時，則必增速；又用數種藥物，能使其變緩。如運動體操時，心力加健，脈搏增速。故心臟有病時，跳動不勻；若心臟衰弱，則脈速而無力。宜進佳良之食物，吸清鮮之空氣，以及起居之衛生，可使身體之各部健全，而保護其心臟。據內經謂心為君主之官，神明出焉。生理雖言知覺在腦，而腦經之主宰，實出於心。吾心之主宰既定，不為物慾所奪，自足以保守其聰明，而有用之精神，可

六十九

以建造無窮之事業，否則聽其搖蕩。一任嗜慾之攻心。而莫能制。則一臟傷，（指心臟）而四臟亦因之而敗，（指肺脾肝腎）疾病叢生，釀成各種內傷諸症，其害有不可勝言者，試取生理學並內經圖說證之，生理學謂臟氣筋下通於心，而神經實貫注於臟腑，內經詳十二經十五絡，無不上絡心臟，足徵五臟以心為主，發生四系，一系從左透膜而通於肝。一系從右透膜而通於脾。一系上連於肺，一系下連於腎，邪念突起於中心。四臟即為之搖動，心累於肝，則肝敗而眼昏頭眩之證生。經所謂肝開竅於目，肝虛則眼昏；肝生血，血虛則頭眩也。心累於脾，則脾臟敗而肌削肢倦之病作。經所謂脾主肌，脾敗則肌削；脾主四肢，脾虛則肢倦也。心累於肺，則肺臟敗而咳嗽吐血之症起。經所謂五臟六腑皆令人咳，而肺為華蓋，獨當其衝，故刺激甚而咳血也。心累於腎，則腎臟敗而骨痿精枯之患深。經所謂腎主骨，主藏精，精過耗則精枯而骨痿也。然則四臟之虧損，其禍機之動，實起於心，故情慾之外攻不論其積極處諸端皆足以危害心臟。素問四氣調神論曰夏三月（即四五六三月是也）此謂蕃秀（陽氣浮長故發[illegible]也）天地氣交（夏至陰氣漸上陽氣漸下陰陽相合天地氣交矣）萬物華實（夏月陽光充足雨露調勻萬物垂枝布葉結果成實皆在此時如心之循環強盛各部均得充分之營養而生長發達矣）夜臥早起（夏日日光炎熱工作不便宜乘早晚以為之且夜臥空氣清良睡眠得以酣息早起新鮮空氣血液容易清潔是心身均受益矣）

無厭於日（無過行於日中因日光强烈刺激心臟跳動加速血液沸騰能使腦充血等之危險症故夏日日中只可伏居不出是好眠為假卧以補夜卧早起精神之不足及）使心氣和（怒則氣上氣上則傷心故宜使志無怒）使華英成秀（華英指容貌容貌其成秀）使氣得泄（氣閉則呼吸錯亂則心臟跳動急急則心臟收縮衰故宜使呼吸調和氣行無礙內外交通心臟生矣）若所愛在外（外有所愛則氣不鬱於內而心臟搏動均勻矣）此夏氣之應心臟養長之道也（以上皆

言心臟保養生長之道逆之則傷心心臟應夏若有違悖以上之保養生長各法則心臟受傷矣）秋為痎瘧（心臟受傷血液循環不旺白血球因之減少嗜菌之能力退化至秋瘧蚊〻此十起將瘧疾胞子蟲傳入血中血液無抵抗消滅之能力任在醞釀若殖而成瘧疾矣二日一發曰痎瘧是瘧之最重者）奉藏者少（既病痎瘧正氣不虛心臟衰弱營養不足是無以奉秋令以收藏也）冬至重病（冬至氣候漸冷血之循環遲滯加以心臟衰弱故易致重病也）此中國自古養生

家所持以保守心臟之要法也

近世人心不古受一切外来之刺激如嗜醇酒煙草咖啡嗎啡等之毒物能使心臟衰弱而致心肌損壞心跳不匀致心絞痛等等疾患此外以及感受風熱梅毒傷寒傳染等疾病皆於心臟極有妨害如心肌發炎心門扇破損弊端百出以致心力衰弱患此者須於病退後安心調養戒除一切煙酒毒物多食菜蔬易於消化之食物並使有合宜之休息輕柔之體操皆有益於血之循環因心臟有賴乎身體各部肌

肉之運動以助其暢流全身故凡肌肉發育健全者其心臟亦必强健

心臟之為病有虛實寒熱之别心虛者其病為驚悸為不得卧為健忘為怔忡……心實者邪入心也心不受邪其受者胞絡耳其病為氣滯血痛痰迷暑閉……心之寒者其病痛（多暴卒）肢冷……心之熱火迫之也其病為目痛煩燥不得卧癲狂譫語赤濁尿血等症

心臟病預防法須在凡事上有節制而勿恣意放縱且亦不宜勞心過度用腦太久至於操終日慣坐之

職業者尤不宜飲食過量凡油膩厚味以及蛋白質食鹽過多之食物皆應戒除其日常之飲食須清淡而易消化菜蔬水菓不妨多食大便須每日一次中年以後若勞心過度亟宜休養務使解脫煩腦毫無顧慮則心曠神怡而心臟可強保健亦足以祛病延年

血管　血管與心臟相連以成體內之一大系統動脉內之血係由心臟流入全身各部之組織而靜脉則歸納之以使其回入心臟蓋心之上端有一大血

管在左角相接此　血管稱為總脉管勢向上行分枝流至手臂與頭部再於心之後折向下行分枝流遍及全身當心挑動收縮則將心中之血噴入總脉管既而經無數枝管遍納全身查血液血管之際血管逐次漸小而極其微細者計以三千血管平行排列名為微管我人體中各部有無數之微血管縱橫交錯密佈如網不留餘隙即以最細之針刺及皮膚亦不能不傷及一枝或數枝之微血管

血流經微血管之後即由迴血管復反心中設將心

部開觀之當見心分左右二半彼流經總脉管之血係出心之左半其流經廻血管之血乃返入心之右半既而自心之右半出進入肺中至血既經進入肺時其所有自身體各部移來之廢料俱因以除淨並收肺內所吸空氣中之養氣而擠入脉動脉至肺內以轉入左部之心臟心室中(即腔內之下房)之出入口皆有門扇以司啟閉故當心跳時能自動開闔以助血液之噴出至於心臟之跳動則係受心肌肉外之神經所節制

我人身體之無論何部一經受創則血可以醫之苟致病之微物一入身體則有精壯之白血輪宛如勇兵迅速殺滅之然所受之微生物過多或太毒及因人之吸煙飲酒等而使白血輪受損害始未能有充足殺滅微生物之能力故吾人最要者須有清美之血液使心跳勻配應清潔之食物正當之滋養料更多飲水可洗淨血中有害之廢料以使血液美好而保護其心臟對於身體各部亦受益良多矣

肝臟　肝居右脇之下及小腹陰囊之地皆其部位

許玉珍　仁上乙

其性剛，賴血以養，最易動氣作痛。其風又能上至巔頂而頭痛，於婦人為尤甚。其病有虛實寒熱之分。肝虛因血少也，其病多脇痛、頭眩、目乾、目痛、心悸、口渴、煩燥、發熱……肝實因氣滯，甚病多頭痛、腹痛、疝氣、嘔吐、泄瀉……肝寒其病多小腹痛、疝瘕、囊縮、寒熱往來……肝熱其病多眩暈、目赤腫痛、口苦、消渴、瘰癧、筋痿、拘攣、氣上沖心、偏墜、舌捲、囊縮，皆由風熱煽火所致。吾人可不講求養肝之術，以保身體之健康哉。

肝病

肝臟之特異　古語謂人心之不同如其面今當為之續曰人性之不同如其肝蓋人秉性暴躁涵養皆由於肝臟之特異北平名醫葛廉夫先生曾謂肝臟屬木五行惟木質種類為最多譬如椿之一木已有香臭之分故人之肝亦異形當年孫中山先生在京治病西醫以為肝部有癌其實中山先生生有奇稟其肝如嶽白蒺藜非病也乃其特異處也葛能不主張割治詎料其後竟聽西醫剖而割之遂身殫而不救（詳情悉載醫藥精華初集中）由此可知肝臟之大

概及其疾病繁複之原矣

肝主筋而榮於爪。稱為將軍發號司令者也。肝既為剛臟。而有將軍之稱。肝臟之特異。人性之各殊。譬如一將有一將之令也。肝臟地位既甚重要。故其護液亦獨富。今人每以手足指無端抽掣。或顫動。曰肝風。而驗視指甲是否紅潤斷健康。合之內經肝主筋而榮於爪實具至理。肝主筋。一說西人無所發見。而我國數千年前已知之理由。因肝中有大膈膜。內連網膜外連皮膚。凡有瘦肉皆有網膜包之。凡肉之網膜其兩頭皆連於筋。恰好肝內藏血最多。肝外護液最富足以榮養其筋。而身體安全。若夫外感重症。每有手足抽掣。則肝經血熱生風。肝既受熱。筋傳熱則生變動。外狀遂成抽掣。此肝臟號令被迫不行。醫家通常所謂外風也。內傷重症。血分大耗。肝臟藏血不足。不能榮養其筋。筋失養亦生變動。外狀亦成抽掣。此肝臟號令無力施行。醫家通常所謂內風也。若夫痰血熱爍筋。筋燥而時燃致成此狀。若夫厥寒氣暴襲筋寒而收縮致成此狀。故痙以外感為多。而厥以內

爪甲學說

傷為多。至於熱極似寒。狀似寒厥。仲景所謂熱深厥深者。倘誤用熱治。禍不旋踵。執近所謂臍腺炎也。熱症也。溫症也。而時人所論每多誤解。嗚呼。方今天道賤視人命。殺機所伏。人力難回。吾其付之一嘆矣。至於肝之榮為爪之義。因爪附骨。而生於筋。實為筋之變形。爪甲紅潤者。筋得榮發筋得榮養。即肝血足。故其人健。爪甲灰白。為筋失榮養。即肝血弱淡。其人弱。養生者驗之於外。可知其應於內。而疾病之來可以豫防矣。

本經謂肝以眼為戶人眠則血歸肝眼受之而能視也若膽虛寒不眠則精神困倦志慮不安肝實熱眠過多則慧鏡生塵善根埋滅皆非調膽伏睡魔之道也舉其要而言勿嗔怒勿晝寢睡其形而不睡其神是也蓋睡之精乃身之靈人能少睡則主翁惺惺智識明淨神氣清爽夢寐亦安也若貪眠則心中血潮元神離合不惟雲掩天神亦隨鏡昏迷內經云春三月此以發陳天地俱生萬物以榮夜臥早起廣步於庭被髮緩形以使志生此春氣之應養生之道也逆

三則傷肝。此又不可不知。

脾臟　脾屬土。中央黃色。後天之本也。下受命門之火。以蒸化穀食。上輸穀氣之液。以灌溉臟腑。故人生存活之原。獨脾土之功為大。然其性喜燥。又惡濕。一受濕漬。則土力衰。而肝木即乘以侮之。其為病分虛實二證言之診。夫脾虛者其病為泄瀉。為久痢。為肢軟。為面黃。為消瘦。為甘脹。為惡寒。為自汗。為積滯不消。為飲食[illegible]。為腸血……脾實者。其病多氣積。血積。食積。蟲積。腹痛……脾實。其病多嘔吐。泄瀉。白痢腹痛身痛黄疸温腫肢冷厥骯等疾……脾熱其病多吐泄洞泄渴渤赤溺目胞腫痛諸病吾人欲保脾臟健全無病惟節其飲食慎其起居更有合宜之運動與體操等皆為保固脾臟之良法

中西人脾臟強弱之不同養生之法亦因之而各異今試申言其理彼西人所食大多為養料充足之食品尤以牛肉為正宗我華人則昔曾戒食牛肉養料以豬肉為正宗同一肉也牛肉遍身精壯偶食之已可用作健脾之劑而西人累世服食其脾臟之強自

蔚家專　　呂中乙

當迴異他族。至於華人習用豬肉，僅能增加脂肪，毫無裨益脾臟，嗜肥肉者，且有脾滑作瀉之弊。因是脾臟軟弱，雖與西人相將證之於外，脾主一身肌肉，西人多筋肉強盛，膚色紅潤，華人多筋肉削弱，肌理寬弛。試以華婦為更難望西婦項背，此可明其不同者一也。證之於內，西人百病初起，每服瀉劑，其瀉藥甚為猛烈，彼以脾強當之無害，故服一瀉而愈。若華人則決難堪此，故華人之迷信西醫者，恒為瀉藥所誤，此可明其不同者二也。再證之於病理言，華人則肺強，脾弱，故膚表堅固，而肌腠疏鬆（因肺主皮毛，脾主肌肉）一旦表邪襲入，惟恐其乘肌腠之虛以入裏，故治病急急以表散為第一要義。平時對於風寒，亦十分留意。蓋惟其表固，恐其邪入而不易出，職是之故，昔賢對於麻黃桂枝之流不憚研究至再至三而對於下法一層則慎之又慎。言西人則脾強肺弱，故膚表不固而肌腠獨密，一旦表邪外襲，賴有肌腠之密不易入裏，此種表病至為簡單，無怪其即可以阿斯匹靈一味治之而復，平時之於風寒不甚經心，亦因

衛生學　八十

其肌腠獨密無慮外邪之深入所以治表症已有不同矣倘若外邪衆圍而入肌腠之內則其疾當重於華人蓋惟其肌腠固邪難入而不易出也夫此時輕表既遠隔一層解肌又於病罕濟欲謀邪之出路勢不得不歸之於下好在彼脾强於是乎瀉藥遂為西人所習用矣就以上觀之可知華人表强治病難在治表西人裏强治病難在治裏彼西人之所以見傷寒而驚心動魄者亦以其難在治裏耳西醫之所以不能治華人傷寒者更以其不悉中西人體質之懸

殊而概以呆法從事耳今社會多曉然西醫不能治傷寒而中醫亦津津樂道之然從未有人述西醫不能治傷寒之真確緣故何能折西醫之心今特表而出之庶免夫人之知其然而不知其所以然也余因是更有慨乎醫藥大同之難蓋種族之不同地理之不同習慣之不同在在有鴻溝之判而謂欲執一例百其安能耶或曰如子所言近華人亦有食大菜用牛肉者矣中西亦有通婚媾者矣種族與習慣大可由漸融合余曰否否地域之界決不能免熱帶終熱

寒帶終寒則兩帶人之體質終難相同况乎華人歐化西人亦有東方化者中國餚饌近盛行於歐美邇來東方人習慣似西方人西方人或反似東方人矣且寒熱兩帶亦易地以居者寒帶人至熱帶數傳之後體質同於熱帶之人而熱帶人至寒帶數傳之後體質又同於寒帶之人其間循環變遷則有之同則安能業醫者於此等處不可不知臨診時若能隨機應變於望聞問切之外斯診視異方人亦庶免於閔僨貽誤而禍身君子明乎此義當不致冒昧求醫自

貽伊戚乎

本經謂脾居五臟之中。寄旺四時之內。五味藏之而滋長。五神因之而彰著。四肢百骸賴之而運動也。人若飲食不節。勞倦過甚。則脾氣受傷矣。脾胃一傷。則飲食不化。口不知味。四肢困倦。心腹痞滿。吐泄腸澼。此皆見之内經諸書。蓋班班具載。可考而知者。然不飢強食則脾勞。不渴強飲則胃脹。食若過飽。則氣脈不通。令心閉塞。食若過少。則身羸心懸。意慮不固。食穢濁之物。則心識昏迷。坐念不安。食不宜之物。則四大違反。而動輒疾。皆非衛生之道也。舉要言之。食必以時。飲必以節。不飽不飢是也。人惟飲食如是。不惟脾胃清純。而五臟六腑亦調和矣。蓋人之飲食入口。由胃脘入於胃中。其滋味滲入五臟。其質入於小腸。乃化之至小腸下口。始分清濁。濁者為渣滓。入於大腸。清者為津液。入於膀胱。乃津液之府也。至膀胱又分清濁。濁者入於溺中。清者入於膽。膽引水於脾。散播五臟。為涎為唾為涕為淚為汗。其滋味滲入五臟。乃成五汗。同歸於脾。脾和自化血。復歸於臟腑也。經以脾土。脾能生萬物，衰生百病。昔東坡謂脾土，飲食不過一嚼一肉，有召飲者，預以此告：一曰安分以養福，二曰寬胃以養氣，三曰省費以養財。善衛生者養內，不善衛生者養外。養內者安恬臟腑，調順血脈；養外者極滋味之美，窮飲食之樂，雖肌體充腴，而酷烈之氣內蝕臟腑矣。

肺臟　肺主氣，其形如華蓋，為諸陽之首。凡聲之出入，氣之呼吸，自肺司之。其性嬌嫩，故與火為仇。其體屬金而畏燥，故遇寒亦咳。凡目白及右頰，皆其分野

鄭志學

八十三

然肺氣之旺衰，有關壽命之長短，全恃腎水充足，不使虛火爍金，則長保清寧之體，而壽可臻永固。其為病有裏症，亦有表症。其新受之邪在表，病而為發熱、噴嚏、鼻塞、咳嗽、喘息、畏風、胸滿、喉癢、鼻燥。肺病在裏症者，亦有虛實寒熱之分。肺虛之病，為自汗、咳嗽、氣短、咯血、肺痿、虛勞等症。……肺實之症，病為氣閉、痰閉、水閉、風閉、火閉、咽痛、肺癰。……肺寒之症，外感居多，病為清涕、咳嗽、惡寒、面色淡白。……肺熱之病，為目赤、鼻衄、喉痛、吐血、龜胸、便血、便秘等患。

夫初受之邪，而肺首當其衝。內傷邪感，肺必受尅。吾人可不講求衛生，以保肺臟之安固哉。

本經謂肺為五臟之華蓋，聲音之所從出，皮膚賴之而潤澤者也。人惟內傷七情，外感六淫，而呼吸出入不定，肺金於是乎受傷。然欲清金，必先調息，息調則動患不生，而心火自靜。蓋息從心起，心靜息調，息息歸根，金丹之母。內經曰：秋三月，此謂容平，天氣以急，地氣以明，夜臥早起，與雞俱興，使志安寧，以緩秋形，收斂神氣，使秋氣平，無外其志，使肺氣清，逆之則傷肺若過食瓜果，宜微利一行，靜息二日，以薤白粥和羊腎空心補之。如無羊腎，以豬腰代之，勝服補劑。秋當溫足涼頭，其時清肅之氣與體收斂也。自夏至以來，陰氣漸旺，當薄衽席，以培壽基。其夏傷於暑，至秋發為痎瘧。陽上陰下，交爭為寒；陽下陰上，交爭為熱。寒熱之爭，皆肺之受病。如二少陽脈微弦，即是夏食生冷，積滯留中，至秋變為痢疾。如足陽明、太陰微弦、濡而緊，乃反時之脈，病恐危急。然秋脈當如毫毛，反之則病。《素問》云：秋傷於濕，冬生咳嗽。純陽歸空《秘法》云。

行住坐臥常噤口。呼吸調息定聲音。甘津玉液頻頻嚥。無非潤肺使邪火下而清肺金也。

保肺強健法　肺為華蓋。肺為嬌臟。說者莫不知引此二語。以明肺之重要。雖然。言其然。而不言其所以然也。未能使人澈底明瞭也。自來醫家。不必咬文嚼字之義。隨引經義。便以為通。解釋模糊。令人墜霧裏。書肺臟強健之法。宜先釋此二句。務使人人知其結構。明其重要。而強健之法。乃可得而述焉。

一　肺臟之重要　肺居五臟最高之部位。因其高故曰蓋。因其主氣為一身綱領。恰如華開向榮。色澤流露。輕清之體。華然光彩。故曰華蓋。華蓋云者。古人贊美肺臟之形容詞也。本臟之重要。實為人身首屈一指。所以然者。心臟雖為一身主宰。稱君主之官。地位最為重要。然肺者相傳之官。治節出焉。自來君主雖明。治天下還須仗相傳之力。人身為一小天地。心君無為而治。賴肺為治節。其義正同。且心君不能受邪。(通常所謂心邪。心包絡受邪也)受邪則死。而肺臟則最易受邪。因與外界氣體交通。一呼一吸。一開一闔。

受邪之易。正如身居宰相之位。職雖高而勢不能不勤勞國事。事事躬親。任重任怨。盡悴可慮。此肺爲嬌臟之所由來也。今再將肺臟二種重要之作用說明如下。以見人欲積極強其身。必先積極強其肺。譬如治天下之必須先爲天下得人也。

甲曰呼吸。肺主呼吸。人所賴以活命者。呼吸之成因由於先天腎臟發納氣之原動。加因納氣之故。胸下橫隔膜被吸下降。肺護心臟。心位兩肺葉中間。下爲橫隔膜。上焦中焦之分界處也。因橫隔膜

衛生傳二　八十六

之下降。胸前肋骨向前擴張。胸位地位大則肺之容量寬。於是外界空氣遂由鼻腔輸入氣管。自氣管傳入肺部。是爲一吸。迨吸氣既足。腎之吸納力暫止。而橫膈膜復還而向上。橫膈膜向上。肋骨亦同時下降。胸部地位頓時減小。肺被壓迫。將氣體驅出。是爲一呼。如是一吸一呼。循環無端。吸入清氣。吐出濁氣。正如引擎之氣缸。全機動作之所由繫焉。

乙曰循環。循環由於心。我歸於肺臟之重要作用中者則以心臟清血濁血循環之交換，有賴乎肺之呼吸耳。蓋肺吸清氣，血分受之，傳至心臟，則為清血。其週出之濁血，復接受第二次肺臟吸入之清氣，傳至心臟，更迭不已。是心之營養，又全恃乎肺之吸清吐濁為輔佐。西醫所謂吸養吐炭（養即清也，炭即濁也），發生大小循環作用，與我國經脈別論之所謂肺朝百脈，其義正同。

二、肺主皮毛。　肺居五臟最高之部，故其應於軀殼者，亦為最外之一層。最外之一層即皮，故肺主皮毛。

衛生學講義　　八十八

何以知其主皮毛，則現於外者可知。其內傷於內者，可察於外，用以參證醫家之能事也。例如肺傷而痿，皮毛枯焦，皮焦毛脫，肺臟將絕。皮膚色青，知肺之寒。皮膚色黃，知水之上源不能清肅，遂至下源不能通。調蓄濕成黃。皮膚色現光采，印堂尤覺明亮者，知肺體之充實。若明亮過甚，則知上焦有過多之水分，必須瀉表矣。其他若肺氣足則外表強，風寒不易外襲。膚表惡風惡寒不能自制者，皆肺氣之弱也。且肺主排泄，其由皮毛以出者，是為汗液。風寒入肺，得汗則解。卽此理也。故清潔皮膚。使汗管不塞。助肺排泄。亦能強肺。此沐浴之所以有益於身。然排泄不可過度。汗管不可過開。此多汗之所以傷肺。而弱表亦不可不防也。

三 肺與大腸相表裏。 曰五臟曰六腑。臟者藏也。腑者臟之外府也。外府所以通調藏氣者也。肺之外府曰大腸。大腸通暢。則肺氣清肅下行。試觀痰氣喘急大便不下者。下其便則痰氣降。肺氣窒塞者。下氣宜減。肺氣亦適此相與爲表裏之證也。然下氣不減而

偶泄是為肺氣之宣通若下氣頻泄不已則為下元之衰弱亦關乎肺氣之虛此從各方面參證即可以決之

四 肺與膀胱之關係　經脈別論曰飲入於胃游溢精氣上輸於脾脾氣散精上歸於肺通調水道下輸膀胱可知水之上源肺化氣水分通行三焦入於膀胱實其排水之用倒如水氣喘逆一面瀉肺一面通調水道以利膀胱皆須先知肺與膀胱之關係始能出其診法也

五、肺與腦之關係　五臟開竅於五官鼻者肺之竅也鼻為肺竅下通於肺而上通於腦故肺氣弱者腦亦弱患肺癆者無不頭昏而記憶欠缺也吸香煙時烟氣一部入肺一部入腦吸煙醉倒腦脹神昏皆可證肺腦之息息相通西人稱磷質補腦鐵質補血實則健肺亦可強腦而補肺藥中不無幾種亦含磷質也

六、呼吸健肺法　欲強其肺先須使肺之容量加增肺之容量增則容納清氣多清氣多直接受益者為本臟間接受益者為心臟心臟獲益則五臟安六腑

暢九竅和為強身之本吳願何以使肺之容量加增則舍深呼吸不為功先哲之論息也曰江海之潮天地之呼吸也晝夜則二升二降而已人之呼吸晝夜一萬三千五百息故天地之壽攸久而無窮人之壽延者數亦不滿百也且也吾嘗察人之脈脈數者息亦促脈緩者息亦長而自來論脈醫家莫不以和緩二字為貴急促者夭可見呼吸促者命期短呼吸長者命期修此說自古已然自今言之即肺臟小者命期短肺臟大者命期修也深呼吸之有益可以下

例證明之譬如吾人平時肺中留存之空氣約二百三十立方寸而一吸之入則三十立方寸耳一呼之出亦三十立方寸耳清氣濁氣之交換僅三十立方寸之交換而其餘之二百立方寸積存肺中未能每次有交換之機會在急促者一次且不能達三十立方寸之交換職是肺中之清氣遂恆慮其少深呼吸之功用在使一吸之間吸入之清氣超過三十立方寸則一呼之間呼出之濁氣亦過三十立方寸若能每吸每次吸入四十立方寸即每呼每次呼出四十

後此二号

大人

立方寸肺臟中一呼一吸之間能多吸十方寸之清氣多呼十方寸之濁氣一日之間受益之多不待言矣積而久之肺臟漸次擴大呼吸之長亦爲自然身體之強自操左券矣

乂日光療肺法　深呼吸之功用既如上述然非隨時隨地可行也鄉村之中可行之機會較多城市之中可行之機會較少且宜於清晨而不宜於晚間也晚間樹木皆放濁氣吾人吸入非徒無益反致有害至黎明則晨光欲曦之時太陽中所發紫色之光最

能直肺殺菌此時對日光行深呼吸為最佳之時期即素有肺病者行之亦能漸由衰弱而健全惟素有咳血者則於深呼吸宜慎之蓋深吸則肺臟膨脹頗甚若已有傷痕之肺勢必引起其裂紋而復發則可致用晒胸之法蓋胸部肺所住也日之紫光最強久晒亦能透入內部受其感應此療法有利無弊而所應注意者則冬日之寒與炎天之暑必須迴避冬日可在有光暖室中炎天時間可較為縮短亦救弊之道既近太陽燈紅外線紫光電等法其發明未始不欲

藉人力以奪天工無如人定究難勝天故率皆效淺功弱而醫備此數法誠可謂圖利之捷徑有錢者視錢本無重輕則姑以此等奇法爲嘗試耳

八肺病之預防　肺既爲嬌臟受病每於不知不覺中逐至積重難返語之嫌遲何如慎之於早隨時防範此肺病預防之所以不可不知也凡人咳嗽多痰早起尤甚或低聲微咳或發作有時或吐痰粘膩或吐痰腥臭或夜間潮熱或皮膚乾枯或毛髮不澤或胸膺微痛或右脇脹痛或氣滿喘急或張口呼吸或

夜不合口、或鼻中有烟。或聲音不出。或咽喉生瘡。有一於此、皆為肺病。不過或為肺癆已成、或為肺癰之漸已成。不必驚慌。但須合法調治。終能告痊。未成不可忽視。免致因循貽誤。釀成重證也。再急病如驟然溺閉。或因驚嚇恐。或因中惡。皆宜通關以開肺。而落水救起、用人工呼吸法。可以起死回生。亦運肺之妙用。蓋人之呼吸起源於腎。猶時鐘之法條。而肺猶鐘擺也。人呼吸驟停。猶鐘擺之受阻而止。此時若擺雖止而法條不損。則撥動其擺。鐘能照行。人工呼吸之妙復生命猶此理也。

九中西人肺臟强弱之不同　近人見西人重視肺病。則亦從而重視之。殊未知西人重視肺病。另有其因也。蓋五色人種之體質。各有不同。已為世界學者所公認。體質既不同。臟腑之强弱。自有判異之處。查中西人祖先之衛生方法頗有異點。西人於衛生一道。恆家置浴具。日必一浴。住處則獨取空氣流通。而潤腸之劑。滑食之藥。隨時服用。其所得之結果。多沐浴則皮膚之排泄暢。空氣足則吸受之清氣多。腸胃潔淨則肺部受少薰蒸。故西人之肺。直接間接。均少受病。嬌養適當。抵抗薄弱。因而遺傳性成。為肺臟獨弱之人類。一旦有病。傷損自易。修治最難。談虎色變。實由於此。至華人昔時之衛生方法。以運氣為主。居室則注重向南。以得陽為主。而於沐浴空氣。雖亦視為衛生一法。但極戒沐浴中之風與溼與空氣中之寒與暑。因是其表獨堅。肺臟之抵抗獨強。故其遺傳性成為肺臟獨強之人類。試思中西人士肺臟之強弱。根本不同。則其治法之異。自不言而喻。而華人於

衛生學　　九十三

肺病之徒事驚慌者。亦見其無謂甚矣。

十運用健肺方法宜有恆。上段言肺臟嬌養成慣。一旦有病。反難醫治。則連帶可推知吾人運用健肺方法。亦宜有恆。而不宜間斷。譬如習深呼吸者。肺部每日擴張。多換空氣。已成習慣。肺部因受清氣之養。頗為舒適。假如間斷一久。濁氣增加。肺部萎縮。不勝抵抗。受病自易矣。此就健全者而言。他如患病調養。更宜恃之有恆。或用藥物。或不用藥物。二者可以互相交換行之。而不可以偏廢也。即令全愈之後。亦宜採用日光療法。或深呼吸法。月行數次。免致有復病之發也。

腎臟　腎臟左右各一枚。位於腰椎骨兩側。俗所謂腰子是也。兩腎之中。有脈臟管。及腎迴管。乃血脈由腎臟出入之途。腎之外側。各有腎盂。下通輸尿管。入於膀胱。腎之工作。顯然可見者。為濾尿與濾血排出濁物於體外之用。而不知尚有解剖所不可得者。則兩腎之間。古稱命門。真陰真陽。合抱其中。故他臟皆一。而腎臟獨有兩具。所以示水火之兩臟陰陽之並

衛生　　九十四

宅也諸書所云丹田、氣海、胞中、精室、皆指此地位而言。腎之所以能排泄。又由肺氣之清肅下行及三焦之通調。通力合作。以成其功。肺為腎母。關係之深。即由於此。綜上所述。腎之重要。一為藏陰陽。而維生命。二為製精液。以成生育。三為攝納元氣。以為呼吸。四為排除濁物。以潔內臟。內經稱腎為作强之官。伎巧出焉。觀其構造之巧。作用之大。而知其信然矣。

腎主骨髓　腎為人身最深臟於內之一臟。故其隱於軀殼者。亦為最內之一層。最內之一層。即骨骼是也。

故内經曰腎主骨。腎主骨之理，有可得而言者。蓋腎生精，精氣循督脈而上輸於腦，舉凡脊髓、延髓、腦髓，莫不由腎精之氣為供養。夫精之尤精者為髓，粗者為骨，骨賴髓養，髓仗骨護，骨與髓既不可分，而生之同源。豈非腎主骨乎？觀乎年稚者，精氣未充，則骨亦柔嫩；年壯精足，則骨骼堅強，是亦一證也。再證以近來西醫言腎虧之證，多曰神經衰弱，或曰腦性病。夫神經與腦在於頭部，何以下部之病忽牽涉於上？此蓋腎虧則精傷，精傷則不能上輸以養髓，髓空則腦病矣。西醫倒因為果。治病惟治其流。而略其源。故惟治其神經衰弱也。若吾中醫治病必究其源。故腎病或扶陽以配陰。或滋陰以配陽。務使水火兩平。腎强則精足。精足則上輸以養髓。髓充則神經自不衰弱。更何用治其腦哉。且也。腦為清明之府。居最高之位。服藥而欲其輾轉上達於腦。談何容易。治腦之迂可以想見。無怪其治多不效。不若中醫之論理近情。而治法可恃也。

腎與膀胱之關係。　膀胱貯尿之器也。自兩腎濾出之尿素。經過兩個輸尿管，以達於膀胱。膀胱與腎，尿與來源。腎與膀胱，尿與去路。故腎與膀胱為表裏，而有至密切之關係。膀胱下面之出口、連接尿道。膀胱中積尿既滿，則尿道口之括約筋弛張，而尿即下注矣。

腎與肺之關係。　腎主納氣，肺主呼吸。腎猶時鐘之法條，肺猶時鐘之垂擺也。法條發其原動力，則垂擺動搖如意。鐘身健全，腎能納氣，則肺臟呼吸平靜。人體健全，試、觀喘症，其氣上奔，有如雷鳴。驟視之間，肺病也，而不知實由於腎不納氣，龍雷火動，若以治肺之藥治之，非唯無效，喘將益甚，必安其命門之火，喘乃得定，此腎病累肺之一例也。又肺失清肅，水津不行，或因之水乏火動而遺精，或因之下源不通而尿閉，驟視之固腎病也，而不知原由於肺，此肺病累腎之一例也。昔賢喻肺腎如母子，曰腎為肺子，非獨有金能生水之義，抑且悟子病之易於累母，母病之易於累子，其間息息相關之重要，亦可窺見一斑矣。

腎病之種類

腎病種類多，蓋諸病之窮必及腎，舉

凡虚損勞瘵。莫不由於真元虧。有可得而述者。曰傷
精、曰咳血、曰酒戕、曰童勞、曰乾血勞、曰傳尸勞。其所
以致勞之途有五。曰縱酒、曰縱慾、曰勞傷、曰抑鬱、曰
有病誤治。就中以有病誤治最易致勞。蓋病則臟腑
之氣、必自乖亂。一經誤藥。臟腑暗損。浸假而日暮溺
熱、飲食不為肌膚、或咳、嗽不寧、或臥寐難安。是為入
於勞瘵矣。今試述其治傷精、宜以填補其精為急。而
填補其精、尤當察其耗於氣。若並其氣損於血者、補
其血、並益精、由氣血之所資生也。而久遺傷精、亦足致

癆。失血之由於腎者。宜引火歸元。瀍淺之由於脾者。宜溫命門之火。古人謂癆病多死於洩瀉。誠以脾之勢瀉。必藉土封之力。內經稱腎合精其主脾。羅淡生云。水藏土中。若腎脾俱病。水土不能相容。是虛症也。故治之以雙顧脾腎為主。童癆或由乳食不節。或由先天虧弱。或由飲食飢飽。或由幼時惡傷。皆須為長時期之調養。乃能復元。乾血癆屬於婦人女子。其始也。多由二陽之病。不得隱曲。然經期之際。食酸冷。經期之誤犯房事。期前後之狂怒深怨。遂足致此。宜以生血養血爲先，不可專事攻血破血，濫用通經之藥。方傳尸勞，其病甚怪，可以累世相傳，其證沉沉默默，不知所苦，經年累月，漸漸羸瘦，至於死。治宜固本爲先，祛蟲爲次。大凡人之性情，爭有掛意，非暢發於外，即抑鬱藏於中。抑鬱者最足以傷心脾二經，津液不能輸佈，以至飲食減少，臟腑枯槁，肝失血養，其横尤甚。其極也，亦易歸於脾而爲勞。治宜按步就班。當其抑鬱之始，應調氣散結；當其散火獨甚也，宜柔肝養血；當其已入勞瘵也，宜補益爲先，疏導爲輔，而

衛生　　　　　　　　　　　　　　　九十八

心理上之安慰。尤務於藥石之治療。務使病者環境舒適。則病乃可為。否則縱有神工。十難愈其二三。至於飲酒縱慾其始也。自以為金剛不壞之身。其終也百病叢生。癆途深入。莫由自拔。悔之晚矣。故養生家貴防微杜漸。弭患於無形也。虛損癆瘵。雖真元病而與其他臟腑動有牽涉。蓋非其他臟腑虧損。亦罕及真元者。尚不至成瘵也。茲再述單獨之腎病及病狀。雖不似腎病。而其原則由於腎者。種類亦夥。試分言之如下。曰奔豚腎之積。曰奔豚病。因由於腎虛稱家

溼邪下傳客於腎所致其病有氣發小腹上至心如豚奔走狀上
下無時治宜增損五積丸或奔豚丸曰腎癰背氣衰敗病也其發
處正與內腎相對大抵突起皮赤者易安陷下皮黑者難治又有
腎俞發發於腎俞穴或腰俞穴均為虛證凡病生於此者首宜防
其毒聚內攻急當補益內氣令實方可開破（如托裏透膿湯之類）
若已成膿潰破猶宜峻補（參耆歸朮之類）大抵補益以補腎為主
補脾次之補氣補血又次之而尤不可犯者是色慾若犯必至不
救又有土龍疽亦發腎俞其作也必寒熱大作十數日大汗淋身
身熱如火九日可刺膿青黑者死血膿者生初起宜消毒散四五

一日後已成不能消矣曰厥症寒厥者四肢逆冷身冷面青蜷卧手指甲青暗腹痛不渴大便溏小便自利完穀不化不省人事熱厥四肢厥逆身熱面赤唇燥口乾舌苦目閉或不閉煩渴大便燥結小便短濇不省人事皆屬真元虛而卒病也寒厥急宜補陽熱厥急宜養陰曰癲症內癲狂多屬心與肝膽而癲則屬腎河間以為熱甚風燥乃其兼化。丹溪主痰與熱士材主肝腎而兼風大內經曰二陰急為癇厥二陰者足少陰腎也少陰之脈係舌本故其症喉塞音啞不能發有若獸鳴逾明必止者氣復反則已其治法要以清熱通絡除痰安神諸藥化裁立方曰遺精曰淋濁曰尿血曰白濁諸症大約腎病遺精宜封髓丹金鎖固精丸有火者宜黄連清心飲或治漏精則恆以補骨巴戟益腎方收功（濁有赤白淋有熱氣膏沙石五名大約新病以通爲主）茲不多述外曰尿血屬於竅病痛爲血淋不痛則尿血也原因由於腎虛而小腸有熱或腎關失司溺血如注宜補腎通腸或用升提補氣之劑曰白濁一名蠱内經曰少腹寃熱而痛出白蓋督脈貫脊屬腎絡膀胱風熱煽動邪熱内結由脾傳胃則真精不守白物由竅遺而出似遺精而非遺精名曰白濁又邪熱内結則大能消爍脂肉如蠶之食物然所以又曰蠱經又曰思想無窮所願不得意淫於外入房太甚

宗筋弛縱發為筋痿又為白淫則此症多得之於色慾可知又近人恆有購服市上春藥冀於花柳場久戰女子往往溢濡之後莖中作痛或作癢其物挺縱不收隨時有白物流出皆以清心降火為主蓋春藥中多熱毒之品所謂邪熱內結必先去之然後再以攝精固腎治其本也

泄瀉及便秘固皆脾病也然命門無火足以致瀉往往黎明洞泄陰虛者津液枯槁火亢水涸舟楫不通足以致閉往往十數日不便便則少而且燥皆胃病也泄瀉宜溫少火便秘宜潤津液丹溪曰脾約症在西北以開結為主在東南以潤燥為功則便秘者亦

宜視其人體質如何而定治法治便秘如是治其他各症可推想而知其莫不如是也

經曰人稟天地之氣以生而太極之精寓焉此吾之所固有而尤寶乎兩間者也人惟志以情誘念以物牽以有限之天真縱無窮之逸慾消耗日甚中無所主則群邪乘之而百病[illegible]是洞開四門以納盜賊何不至於敗哉然自古聖人雖[illegible]令考豈茫混濛沕穆得於天者獨厚呼吸偃仰成於人者有異術耶亦以志道一神爽不濡保吾固有之真常為一身之主則榮衛周流邪無自入猶風寒暑濕壁立之堅城外盜雖踵至豈窺何以得其隙而肆之虐哉明

醫辨症循方按脈施劑倏忽收功固所不廢然盜至而遇之孰若無盜之可過也病至而療之孰若無病之可療也與其求金石之餌而常患其不足孰若保吾身之精而恒自有餘也故黃帝岐伯問答曰百體從令惟於保太和而泰天君得之蓋此意也先賢云天地之大寶珠玉人身之大保精神內經曰男女人之大欲存焉識能以理制慾以義馭情雖美色在前不過悅目暢志而已豈可恣情喪精所謂油盡燈滅髓竭人亡添油燈壯補髓人強也又曰冬月天地閉血氣藏伏陽在內心膈多熱切忌發汗以洩陽氣此謂之閉藏水冰地坼無擾乎陽早臥晏起必待日光使志若伏若

匿若有私意若已有得去寒就溫勿泄皮膚使亟氣奪此冬氣之應養藏之道也逆之則傷腎春為痿厥宜服固本益腎酒以迎陽氣不可過煖致傷目而亦不可太醉冒寒如冬傷於寒春必病溫故先王於是月閉關俾寒熱適中可也嘗聞之曰湛然識一守真精玄得象忘言辨道看好把牝門憑理顧子前午後用神占是則以元精練交感之精三物混合與道合真自然元精固而交合之精不漏衛生之法先此而已前賢所謂精全不思慾氣全不思食神全不思睡斯言盡矣

胃腑　胃屬中土司受化穀食内經曰胃者倉廩之官五味出焉

五味入口藏於胃以養五臟氣胃者水穀之海六腑之大原也是以五臟六腑之氣味皆出於胃得穀者昌失穀者亡其能受與否生死係焉其性與脾同而畏木侮舌之中及牙牀并環唇口而交人中皆其分野

徵、發胃 [illegible]

胃為陽明有經有腑故有表症傷寒邪入陽明經其症為目痛鼻乾唇焦嗽水不欲嚥……胃之虛其病為胃脘痛為停滯為溼腫為痰為嘈雜胃之實其症為狗結為痞氣為食積為水腫為胸痛嘔嘈脹為不得臥為便閉譫語發狂胃之寒其症為胃脘痛為噎吐為霍亂為吞酸噯腐胃之熱其症為三消為吐血為齒痛為黃

胖面腫為白汗為舌黑燥渴為癍疹為便閉為呃逆為頭痛為口臭等症

膀胱 膀胱者州都之官津液藏焉氣化乃能出矣然腎氣足則化腎氣不足則不化入氣不化則水歸大腸而為泄瀉出氣不化則閉塞下焦而為癃腫小便之利膀胱主之實腎氣主之也傷寒傳經之邪每自膀胱入一見太陽頭痛等症即宜發散不使邪氣入為諸經害則膀胱為第一關隘矣

膀胱為太陽腑有表症其症為頭痛為項脊强為身痛為四肢拘急為發熱為惡寒無汗為喘嗽 膀胱之虛腎氣不化也其

症為小便不禁為勞淋為老淋　膀胱之實其症為氣淋為血淋為關格為膀胱氣　膀胱之寒其症為冷淋等疾　膀胱之熱其症為小便不通為膏淋石淋為便膿血諸病

膽部　膽者清虛之府居半表半裏之交與肝為表裏氣血足則膽氣壯氣血虛則膽氣怯膽受邪即陰陽交戰而寒熱往來故瘧症之來不一而總不離乎少陽也然其膽事之力猶中正之官不偏不倚決斷出焉

膽為少陽腑有表裏症其病為頭汗為寒熱往來……　膽之虛其症為驚悸為太息　膽之實其症為胸滿為脇痛為耳聾膽之寒

其症為精滑、為嘔吐、為舌苔滑膩之熱、其症為口苦盜汗、為目眩為嘔逆

大腸部　大腸者腎陰之氣傳道之官、受事於脾胃、而與肺金相表裏、故肺氣虛則腸若墜、而氣為之陷、腸液少則肺亦燥、而鼻為之乾、其呼吸甚密通也、然腸口上接小腸、下通穀道、為諸臟泄氣之門、啟閉一失職、而諸臟困矣、

大腸虛者氣虛也、其症為久痢、為脫肛、大腸實者胃氣移熱也、其症為便閉、為臟毒、為腸癰、大腸寒者積冷也、其症為久痢、肢冷等病、大腸熱者肺金移熱居多、其症為便血、口燥、唇焦、腸風諸疾、

小腸部　小腸者受盛之官化物出焉其上口即胃下口水穀由此而入其下口即大腸上口此處泌别清濁俾水液注入膀胱滓穢流入大腸是腑中之有堅别者故與心相表裏

小腸之虚其病爲溺赤短爲腰痛小腸之實其病爲小腸氣小腸之寒其病爲咳嗽失氣小腸之熱其病爲溺濇溺血

三焦部　三焦者臓腑空處是也上焦心肺居之中焦脾胃居之下焦肝腎膀胱大小腸居之其氣總領臓腑營衛經内外左右上下之氣三焦通則竟體調和期其職已三焦之病屬於臓腑並無另立病名

心色絡部、 心色絡者、即膽中與心相附居膈上代君行事臣使之官。喜樂出焉。嘗見證有手中熱、心中大熱、面黃目赤、心中動諸端而無之。色絡之病即心部之病也。言心不必更言色絡矣。

綜上所述臟腑受病、為害身體甚重。大善衛生者、當慎其起居、節其飲食、時有合宜之運動、與休息、多吸新鮮之空氣、務使臟腑清淨、疾患不生、則可保身體之健康、享無窮之幸福矣。此外尚有眼目耳鼻咽喉牙齒之應宜注意、應舉於後、

眼目。 眼為其精細而重要之器官、體日居於眶、四周轉靈活、隨意流覽、上有眉毛遮蓋、以避日光之閃射、且有眼瞼保護、以免風

沙之侵入。又有淚液以滋潤眼球，故開閉眼瞼，眼珠不致乾燥。眼瞼上下更有睫毛相護，以防塵類之侵犯。其中並有腺體，以出脂性之分泌物於眼瞼之兩緣，蓋緣以使眼內之淚液平常不致外溢也。

一、吾人之學識，大都由眼而得，故眼為人生最重要之器官。自呱呱墜地後，即應加意保護之。較生而瞽者、早年失明者，實為人間最痛苦而可憐者也。

外物入目　眼之許多疾患，皆因眼之外部角膜受塵沙、煤屑或其他之纖細砂屑之侵入，存留於瞼內或角膜中而起。當有物入目時。人每用手指揉擦而殊不知此法毫無效果。乃徒致眼目紅痛流淚或有時因其所用之巾不潔致細菌染入眼内而生甚多之黏滋眼液使晨起時眼瞼黏住不易睜開。去除外物法可先用手指將上瞼之眼睫毛牽引向下蓋至下瞼。如此約待一分之久以待眼淚之在瞼内充盈然後釋手使復原狀則此其中之外物當可被淚液浸洗而出。如此法無效最好用清潔之溫開水加食鹽少許洗之。

保護眼目之法 (一)凡於光亮不足之處不可讀書且不可作目須切近之工。(二)讀書不可對光須背光而坐使光自肩後射至書工。(三)凡讀書及一切須用切近目力之工，必需時間使目得休息，或閉目數分鐘，或觀窗外遠處之天際及樹木青葉等數分鐘。(四)炊烟於目大有損害，苟烹煮食物之爐灶，須裝有烟囱，可使爐烟外出而免眼目受傷及不舒暢。

眼之意外創傷　在中國、日本及非洲瀕諸地之人民患目盲者，多因不小心或無知疏忽之故，其中四分之三固皆可以完全防免者也。且自幼失明者及初生兒眼炎之疏忽幾佔三分之一，此種疾患實可謂為無妄之災。故孩童手中不可任其玩弄刀剪等尖利之危險物，以防其禍，或不慎而致戳傷其自己或其他小孩之眼球亦不穩使其注視日光或其他耀目之光線其讀書時須有充足之光線使目離書有一尺之遠以免視力減損。

眼疾。 眼之沙眼等以沙眼為多在東方及中國甚為廣佈而且重要凡患者視力缺損及目盲者多半皆因沙眼所致此症甚有染性其傳染之途徑多由於因手指污穢毛巾面布等物之不潔以及關公共之洗浴盆或數人合洗之一盆面水或處於人烟稠密生活困難之不良環境中吾人常見沙家患之甚有數處地方患此者竟佔百分之七十於此可知其傳佈之廣

病狀 此症之病狀初起時覺癢而灼痛有如沙粒在內此種如

第 主

砂之顆粒必漸次增多以迨蔓佈於上下瞼以致瞼內正常之組織被其侵壞於是光滑平潤之瞼內膜都變為粗糙不均甚至瞼內翻或潰瘍結疤或睫毛倒入刺戟眼球而致發炎糜爛以沙眼擦瞼則眼球自必紅腫疼痛而形成潰瘍角膜迨至潰瘍癒合後遂遺留白斑而妨碍視力或往往因細菌侵入眼球內而致全眼球被毀

患此者須具絕大之堅毅忍耐以達完全治療之目的宜靜心養肝為主戒食烟酒煎炒之物痊癒後仍宜時常留心查驗若覺微有異狀即請專門醫治家中之人須防傳染其所用之手巾面盆

以及衬物等器皿應另備而分別隔離之吾人須知一經染得此症不知其何時方能根本治愈且往往又能使視力障碍而致終身為患是故對於此症之治療與預防可不慎哉

眼鏡之益　眼鏡之為用不獨可以保護眼部以免飛蟲塵屑之侵入亦可以矯正屈光而補助目力也吾人有四種眼之缺損必須配鏡矯正

(一)遠視　眼球之前後直徑過短者即吾人所謂之遠視眼是也當其視遠時甚為清晰而不覺疲勞迨注視近處之物則易覺緊張乏力如用之過久必致頭疼眼花而流淚或致常患瞼緣

夾而額紅腫或有時因過度之勞傷致眼臉收縮而成斜視如不矯正之則該眼即停止工作而僅餘彼側之一眼以分其勞結果該眼因不常用而致視力減退其補救之法可配中心較四圍更厚之眼鏡不論看書視物均宜終日戴之

（二）近視　眼之第二種缺損為眼球之前後直徑過長故其視物時愈近則愈明晰吾人常見有人視物時其睛與物之距離相差祇有二寸若距離至數尺以外則無論何物即不易辨清故患近視者每必趨近人身以辨認其人為誰若相距較遠則往往不交一言蓋因彼未能辨清其人之面目也凡有此種缺陷

者必須終日戴鏡若近視之程度過深則看書時亦當戴鏡其所應配之眼鏡為邊厚而中心極薄者在幼年時甚易矯正且其缺陷亦極易滑出倘孩童視物時距離過近如注視畫片玩具等物則即應驗宜為矯正

(三)散光眼　此乃因眼之角膜面失其平圓致上下垂直之弧線與其左右之水平弧線有差故光線之焦點不能正常集合患者無論視遠視近皆覺模糊視物不清矯正之法係配鏡加增其凹入之子午線或減少其外凸之子午線以使全部平均無差則焦點可以集合正常視物自能清楚矣此種眼鏡必須終

戴之

(四)科眼　此種缺損係因眼部之肌過於將眼球牽向內側或外側其法可配換形之眼鏡矯正之其所配之眼鏡應宜終日戴之配眼鏡時須經人人也否則能致視力更弱不獨無益反致有害此外尚有許多種之眼病因非常見茲不多贅總之無論何種眼疾皆應及早醫治

耳　較視覺次要者為聽覺不過耳之地位不如眼之顯露而易受危險聽器之構造極為周密其最重要之部分則深居於外耳一英寸之內耳之外部甚便於收聚聲音而集中之以增其聲再

進至一如鉛筆大小約有一英寸深之耳孔內該處有鼓膜位於內外耳之間作成間隔功能受聲浪之顫動而應之以使耳內之細小聽骨隨其顫動之速度而激盪耳管內之液體轉由聽神經而傳入至大腦內之聽中樞於是人乃始得聞聲音之大小高低以及音調之悅耳與否也有時因大腦之視聽中樞有病能致視聽之知覺使失不過甚爲罕見通常致聾之最大原因乃係有保護功用且能顫動之耳膜被阻或損壞所致果爾則其所患之病變每易侵入更深一部之耳聽官內

耳耳之外部疾患甚少然偶亦有因梅毒麻瘋及瘤等症致起病

變或因爆擊轟劇諸傷而受損害但外耳雖被傷害於聽無甚關係蓋外耳之功用不過僅使聲音加重而已耳內之鼓膜最易受損其致損之原因多由於過巨之聲音刺激所致如鎗礮聲或耳部被猛然一摑以致鼓膜被激破或外物之侵入如小蟲扁豆黃豆磚丸或挖耳匙探刷等所釀成之損傷以致耳內發炎

耳內發炎最爲常見其原因分內外二種外因已如上述能致鼓膜穿孔而內因亦往往能毀壞鼓膜或甚且致耳內其他之重要組織腐蝕至內因之由來則多係由耳咽管之傳入該管自咽通

至耳耳內如有疏虞必須由此洩出凡小孩大人之扁桃腺有病時此管發炎發炎後經體而被阻塞於是耳內之液體化膿以致鼓膜破裂而膿始得自外耳流出此即吾人所常見之耳道膿如不即治療則耳內之傳聲器官必盡被損壞終至成聾甚或因其膿不由外耳流出故轉入內耳之骨部以致腦膜發生劇烈之炎症而往往致命

耳之衛生規則　(一)切勿摑耳以致鼓膜破裂　(二)避免一切爆裂之巨聲如無法避免時宜張口、站立因張口能使耳之內外氣壓平均　(三)勿用尖銳之物挖耳　(四)如蟲蟻或其他外物入耳宜用油類溫開水洗之吾人須須切記耵聹(即耳屎)之在深處者乃為保護之用切不過多不宜挖除 (五)如耳內發癢勿用當或諸種不潔之物品如紙碎之類等物放於耳內最佳之治法係用熱酸法及百分之一之石炭酸甘油滴入耳內 (六)如耳內溢膿可知其鼓膜中必有破孔故最好用一細鉄布條置於耳內以引流膿水在耳鼓腫脹者倘能刺破之以使其膿流出而減少其中之壓力則疼痛亦可減輕但勿因疼痛已減而不繼續治療然治能及早設法止膿膿即止則其病患已癒矣 (七)凡患耳溢膿或耳聾者其鼻喉必須檢驗如鼻生瘜肉等均應割除治療之 (八)

睡眠時須常睡於有耳患之一側，以使其膿易於流出。（九）因鼓膜化」繼發炎（即黏膜發炎）致鼓膜前有其他疾患之慢性耳聾者，而治療不甚見效者，可用耳聽筒（即市上所售之一種耳聾器）以助聽覺。（十）各種耳聾當初起時，不僅耳鼻咽喉均宜查驗，且全身之各部分亦當檢察，蓋全身之健康與聽覺甚有關係也。他如服金雞納霜過多或誤服藥物，以及煙草、醇酒、或食物香料過多等，甚易見損及聽覺，而為最常之致聾原因，故有時除金雞納霜之必須服用者外，均宜擇棄勿用。即或僅有一耳失聰者，亦宜及早治療，以使痊癒。須知吾人之聽覺，患失後往往不易恢復原狀也。

守宋　一一、廿二

鼻　鼻有二大功用（一）所以使呼吸時空氣先入鼻腔得以温暖且鼻内有毛能濾淨空氣以阻塵灰侵入肺臟之途徑（二）作為特別器官之用以司嗅覺此外又有數小管通入鼻腔如眼之小管可使淚液流入鼻内以免外溢其餘之數小管自頭部各腔通入以使鼻内黏膜常保潤濕不致被呼吸出入之空氣所擦乾以致黏膜之細胞因乾燥而壞死鼻端有兩孔孔其雖似向上但其實不係向後深入至咽其中間有鼻隔直深達咽有時或鼻隔歪斜不正致鼻之兩孔大小不齊故其被壓小之鼻孔幾難通氣呼吸或有時因鼻内之黏膜變厚以致鼻孔縮小凡此種種

皆須用手術將其割除或矯正之以使空氣得自由經鼻孔內盡量流通、上若鼻內之空氣阻澀則其嗅覺亦隨之而失因氣味皆由空氣而傳遞此吾人所以嗅花香或他種香味時必用鼻吸其氣以傳至司嗅神經而覺馨芬馥郁也

然吾人當知凡嗅覺損失者其人之鼻內必有病病或被阻塞若在睡眠時緊閉口而由鼻腔呼吸若張口殊非衛生之道能致舌苔厚積喉間乾燥而音澀且易致氣管及肺部之疾病

鼻之衛生規則　（一）去鼻涕時常用力過度因每能在傷風時使細菌傳染至耳內或至其所通之各腔內而發生劇烈之痛症（二）

未完　　　　一月廿四

鼻內如有瘜肉等病之障礙，須割除之，俾空氣出入暢通，而免除張呼吸之惡習（三）。勿吸鼻煙或其他含有刺激性之物品，以其每能致鼻膜發炎受損也（四）。常當深呼吸，由鼻出入，以使鼻內之孔穴無阻，而助肺部暢舒，使嗅覺之靈敏（五）。須知有多種因鼻孔有病所致之呼吸不利，可設法醫治其鼻內之缺損，以矯正之。

咽喉　吾人常皆以口與咽喉不過咀嚼吞嚥之用，而不知其尚有其他功用也。蓋食物苟非急於下嚥，則必在口內實行其第一步之消化作用（即食物被口涎消化），且口與咽亦為發音之助。口之兩邊有牙齦，而咽之腔內出舌頭，其兩旁之深處有二扁桃腺而頂上則有懸雍垂（俗名小舌頭）在孩童時咽之頂上有一種過長之組織，狀如扁桃腺名曰腺樣增殖體（亦名咽扁桃腺）如長大過大則能致呼吸滯礙必須割除之

扁桃腺可謂咽內重要之組織，當年幼時此腺之功用係保障健康，禦護細菌以免其深入腦內或深入肺內然其此種功用往往被細菌所利用而致其自身能受細菌發生紅腫且細菌能由此侵入頸部之淋巴腺而使該處紅腫如檢驗時查出此種病變並應從速割除以免全身之健康受其影響因其不僅能易致身痛或甚至耳聾且亦危害於腎臟也此外細菌往往亦能自扁桃腺

[illegible]生

而後入血中隨血迸轉移至體內各部而生病癥或阻礙呼吸及語音之清晰或其毒素由咽部隨食物下嚥至消化器官而致闌尾炎腸炎以及其他種種之腹部器官至於呼吸器官亦常因此而致故患者一經割除後其全身之健康必大有進步其割除扁桃腺爲極安全之手術（割時可注射麻藥毫無痛苦）割後亦不過數小時或至多數日之不適而已

咽喉之下部在前爲氣管而在氣管之後則有食管咽喉之主要功用係爲嚥食物以便下降至胃如患喉痛最好服輕瀉藥及常用食鹽一錢與小蘇打一錢溶於一碗開水內漱喉同時並須禁

食多飲開水

人聲　吾人常謂(言為心聲)可知發音器官為吾人體内最有用器官之一舉凡一切之思想意念皆賴言語以表達之然吾人對於此重要之不具曾有一般人加以重視而練習之往往有語言時含糊不清令人聽之莫知所云如欲言語清晰應先深長吸氣然後漸漸使其由鼻孔呼出且宜多多練習咬字正確唱歌亦為一良好之口部練習法要之不論言語歌唱其口須練習張大蓋聲音之佳妙語言之深晰除喉以外更賴口舌牙齒以及喉嚨之運用得宜也

喉子位於頸部之上端其中有二聲帶兩相並行中有一間隙其下即為氣管以通送空氣至聲帶而激之使顫至肺部之肌肉能如風箱之壓迫胸腔以調節空氣之壓力而隨意發出高低不同聲音者謂之聲音。凡聲帶有病則吾人僅能嘶嘶作聲或該處之組織有損時亦有同樣之結果設使喉部之因病變壞則難調其振便其低美之聲音而曰喉症亦即壞人之喉也如嗜酒之害力亦然

發聲之衛生 (一)勿高聲狂叫致使聲帶疲勞有時人因發怒吵嘴而時過久往往能致失音或音啞因此而不易整復 (二)如患傷

聲或氣管發炎時而致音粗者宜禁止談話作聲 (三)戒除煙酒與食物中富含刺激性之香料以免使聲帶積血而致失音 (四)練習深呼吸而使口發聲時張大勿使聲帶過於出力而易於疲勞 (五)患傷風或氣管炎時用油劑或蒸氣吸入法對於聲帶頗有發揮之效但吸氣法非欲使人張口呼吸須俟其空氣溫熱蒸發時而任其自然吸入聲帶則沙塵灰煙及乾燥之空氣即不致侵入而刺激聲帶致病夜間睡眠時勿蒙頭而臥寢室內當開窗户以使空氣流通蓋多吸新氣能使肺部强健極為有益也

白喉

白喉一症類別不同有風熱白喉有陰虛白喉陰虛白喉

忌表風熱白喉不忌表邪將不忌表且非大爲開泄斷斷難居爲安其故因風熱鬱蒸上灼肺胃邪無出路一身之邪熱盡從清道發出咽通於胃喉通於肺咽喉爲清道當要衝所以蒸迫作腐成爲白色也風爲陽邪善行而數變所以外則惡寒內則身熱此時祇要用大劑辛涼開其玄府一汗而熱退身涼倘誤用陰虛白喉而忌表夫閉滿陰膩品風熱之邪愈遏愈潰敗決裂勢必至咽喉腐爛發爲斑疹勢已敗壞積薪危更甚於累卵雖然此僅就風熱白喉片面言之耳若是陰虛白喉誤作風熱治其禍亦不旋踵陰虛白喉其陰已虧陰者液也津也血也津液已虛不救其津不顧其液再

用大隊風藥大劑表藥大發其汗屢汗徧達連夜兩人身之津液幾何能以被此劫奪殆盡耶所以陰虛風熱誤治皆足殺人而風熱有風熱之的證的脈陰虛有陰虛之的證的脈遂來白喉症甚多病風熱者十之六七病陰虛者十之二三或問風熱白喉與陰虛白喉藥治偶乖為禍甚烈然兩症之辨別其機甚微粗心之人苦難認識敢問其異同安在

曰風熱白喉必有形寒身熱或身熱不揚或頭痛陰虛白喉必無形寒身熱頭痛身熱不揚等症故有表症者曰風熱白喉無表症者曰陰虛白喉證象之顯明此其一也

風熱白喉其白腐之四週必現深紅色其口氣必重濁陰虛白喉則白腐之四週必係淡紅而口氣必不重濁蓋風熱係實症陰虛係虛症虛實之不同此其二也

風熱白喉之脈必見弦數或見弦濇陰虛白喉之脈必見濇弱脈形不顯著此其三也

綜兩症之異點除第三點脈形精微非普通人所能認識外至於表症之有無口氣之重濁即非醫者亦不難一望而知世之惑於白喉忌表一書其所忌者乃陰虛白喉而非風熱白喉若誤信此書一遇白喉而不敢用表藥病家因此而喪命不知凡幾故特列之

第四章　婦女之衛生

婦女較男子多經期及胎前產後諸端故宜有特別防護之處其在飲食宜簡單而清淡凡厚味油煎等食物皆應戒除他如肉類咖啡茶酒等亦須禁止而穀類水菓與菜蔬等則當多用其中如水菓青菜能助大便之通利故宜應儘量食用之至於蛋白類之食物如蛋豆腐豆等亦以少用為宜不過牛乳如若喜歡則可不加限制此外對於吸用煙草亦非所宜總之孕婦對於此種種為其將來之子女計必須善自節制凡一切不宜食用之物就宜在其腦經中拼絕之

第一節　受孕之表徵

受孕大抵在行經期前之一星期内或月經後之十日内孕婦之身體上即有顯著之改變分述如下

(一)月經停止　凡已嫁之婦人其月經以前頗為準確者若一旦停止即應視為受孕之可能雖然另有數種緣故亦足以使月經停止例如患各種消瘦病而其中尤以肺癆症在中國最為常見(即乾血癆)婦人受孕後有時仍能有一二次短小之月經但此種現象初非正常其所排出之血液顏色較淡而為量亦既少

(二)惡心與嘔吐　孕期內之嘔吐常名之曰晨吐大抵在受孕後六星期而發頗但或有時發然較早且亦有遲緩較正當為久者蓋此種現象每大有差異有者胃部竟不顯病狀有者或僅於晨間略有惡心三數日即行消失亦有持續至數星期之久者則常為妊娠之一重要而可靠之指徵

(三)腹部之大小與其形式之改變　此種改變大抵須俟三個月後方可察覺又特現部卻突起漸漸增大隨月數而進行

(四)乳房與其組織之改變須加以診視或覺脹痛而如針刺

(五)尿水頻數　此常為早期之要徵

衛生　　一百十九

(六)乳房之表徵　在孕期之二三個月乳房而開始變大而堅實其乳頭之周圍漸較為黑色之暈且往往在其原有之黑暈外另有一圈顏色較淡白曰副暈

(七)胎動初覺　大約在受孕四個半月之後孕婦始覺胎嬰在子宮內移動初僅微覺震搖或略覺顫顫而已日後則踢跳轉動漸如胎嬰但此種移動在初約發顯時不可遽為懷孕之確證蓋有一班婦人每因思想而致腹內似覺胎動即雖曾經生產者不免誤認然待孕期稍久後此種胎動自有辨別也

（八）面部之雀斑　孕婦之面部常顯出色素沉着之斑點大小不一而尤以在額前兩頰為最多且有時極為顯著

（九）自臍至恥骨之間常有一黑線腹部之皮膚上且有條紋發現光滑而作銀白色或珍白色或紫紅色之闊紋此種條紋常常顯於乳部

（十）子宮之部位　在第四個月時子宮部上升與恥骨齊而第五個月則高及臍之一半第六個月高與臍平第七個月較臍高二指寬迨第九個月則幾與胸骨相接然至第十個月又略下降矣

此外數種表徵醫師常用之作為參考其中最緊要者厥為以聽診器探聽胎嬰之心跳若能聞得此種胎聲即可確知其為懷孕無疑按胎嬰之心跳每分鐘約為一百二十至一百六十跳

有時因子宮患瘤或竟能發生數種可疑之妊娠現象反之在懷孕時亦或能與患瘤相似故吾人對於此種情形必須異常小心以俾診斷確實

第二節　孕期推算法

孕期至分娩俱有定期其法(用陰歷)以末次行經之第一日算起

加上七天，則九個月後，即爲妊娠滿期。例如上次行經之第一日爲三月十日，則加上七天，爲三月十七日，再加上九個月，即爲十二月十七日矣。倘對於國曆不甚熟識，則另有一法，可自上次月經來時之第一日起，用舊曆數至二百八十日（即四十星期），即得。此種算法，固不可恃爲絕對準確，有時未免前後相差數日。然若過時至一星以上，即宜留意其發生他虞。

胎嬰在其母之子宮内，漸長漸速，從第四個月已長至四英寸，而至第六個月，則重約二磅半。若在第六個月末産出，不數日而死，以其生活力尚未充足故也。然自第六個月以後，以迄二百八十

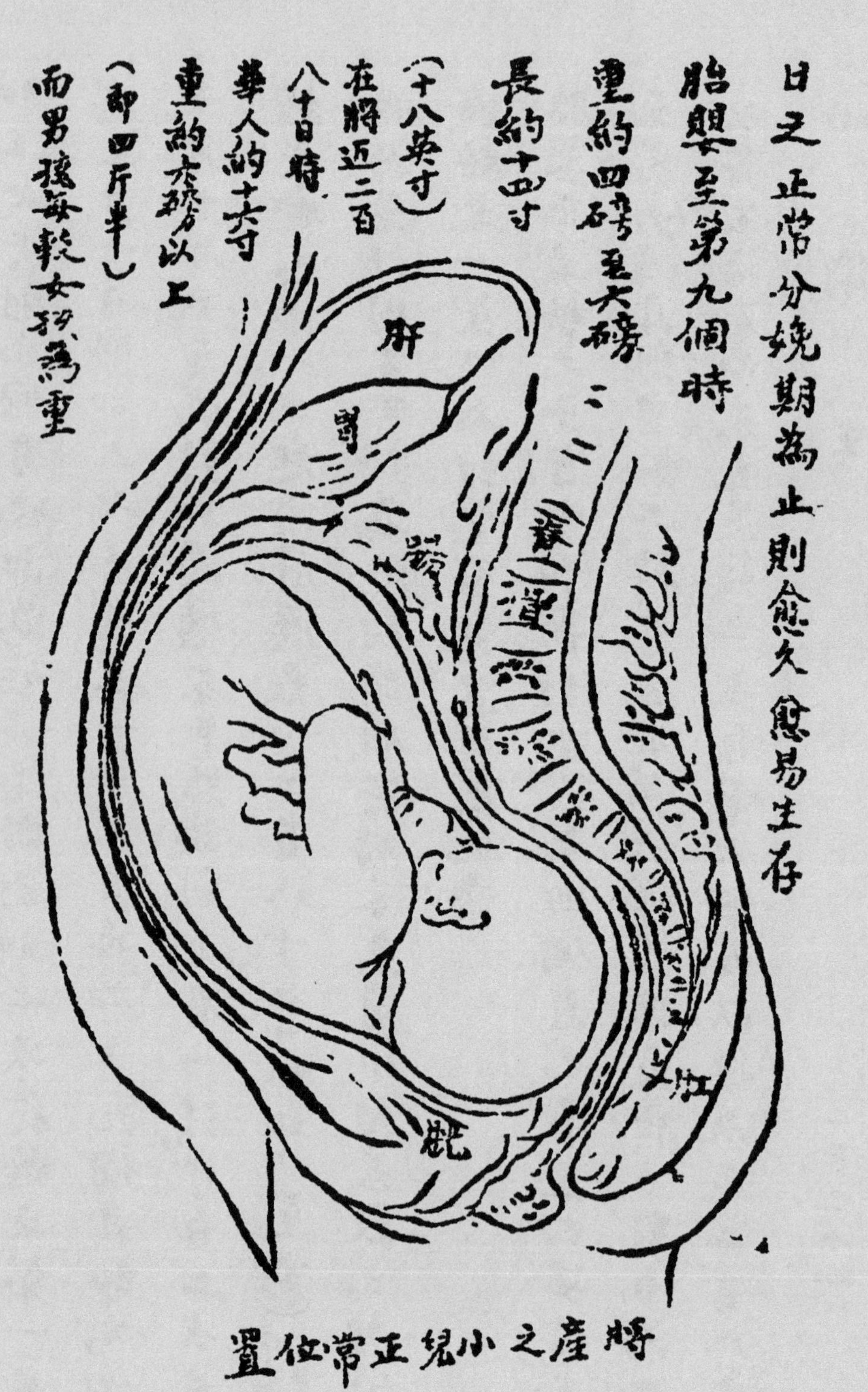
日之正常分娩期為止則愈久愈易生存
胎嬰至第九個時
重約四磅至六磅
長約十四寸
(十八英寸)
在將近二百
八十日時
華人約十六寸
重約六磅以上
(即四斤半)
而男孩每較女孩為重
肝
胃
脊
肛

將產之小兒正常位置

第三節　孕婦之衛生

檢查　妊娠之早期最好在第三個月之前即應就醫師檢查一次此後在六個月當每四星期作一次報告以請醫師指導嗣則每三星期報告一次而至孕期之末一月則須每星期報告一次此事極關重要蓋孕婦之是否有何異狀而足使分娩困難亟須及早查出也且其中有數種疾病若能及時察出即可早為補救此外又當測量孕婦骨盆之大小以便查悉將來分娩時胎嬰之能否自然產出而無意外困難總之孕婦無論有何種異狀發覺即應速告其前所延請之醫師

衣服、孕婦之衣服亦當加以注意務宜寬舒而由肩掛下並須溫暖合體腰間不可再用緊束之褲帶最好用闊帶掛於肩背（式如西裝之有帶）如穿皮鞋須穿低跟且須使其足部舒適為要緊張之吊襪帶頗足妨碍下肢血液之流通甚為有害故須設法改良

緊身褡（或稱胸衣）在孕期之末數月腹部若用物托附之頗能使其須適即其乳旁亦往往脹重下墜而需用物附托最佳之附托物可用寬帶為之一如圖中之所示者腹部之托帶自下向上以使腹部推上若其壓力係上而下則必致腹內之臟器移位

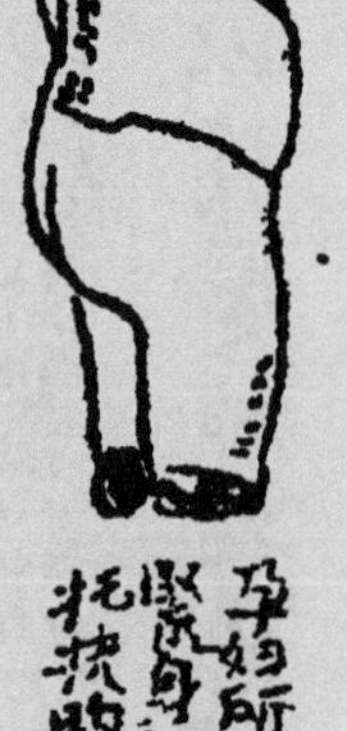

孕婦所用之緊身褡以托扶胸腹

運動　孕婦之運動。亦關緊要。輕便之工作。與戶外之運動。皆頗有益。最好每日能在戶外。至少二小時之久。散步亦為一種最佳之運動。但一切費力之動作。皆須避免。而在孕期之末數月。尤為危險。孕婦之睡眠。亦須較常人為多。睡時並須時常多開窗戶。以使多得清鮮之空氣。

精神的衛生　凡孕婦不宜有精神上之勞傷。或刺激。最好能處於安靜之環境中。閱讀關於心靈上有益之書籍。或有可樂之手工。其為合宜。對於其處境。與其將來之分娩。切不可擔憂。倘有多事饒舌之鄰居。喜以分娩之困難與危險相告者。可以置之不聞。

衛生　　一百二十三

亦不宜再勉強牽附會於醫書中所述之難產。而以一切在孕期中所能發生之意外危險等為慮。蓋生產乃生理上自然。孕婦當愉快歡樂。以俾胎兒之腦筋中受其母之同樣特性。而得良好之遺傳印象。

有許多為母者。往往以為驚嚇與恐怖。足以影響於其胎兒。不乃知若驚恐過甚。或能引致小產。倘在哺乳期內。則能影響其乳汁。而致使嬰兒喂食後腹瀉下痢。甚或發生驚厥。但無論如何。在孕期中。如有精神上之感觸。當處之安然。不可顧慮。一切決不致影響於胎兒身體之發育。或生長之畸形。（如怪胎等）

分娩之準備．最好能進入設備完美之醫院中分娩以防萬一有何意外之困難可以隨機應付．嫌醫、要便然者必須在家中生產者則應延請一高明之醫師或助產士體恤之並須及早請其診查而詢以在家生產時之應需各種物件以便預備

當產期臨近之時應將預備坐褥所用房間打掃清潔一切器物及所懸掛於壁間者俱宜移諸室外隨將牆壁用石灰粉刷地板亦須擦抹乾淨如係泥土之地尤當要為掃除然後將石灰散置室中各隅以及器具之下室中除臥床桌凳以外一切物件均宜移出置於他處如產婦之家僅此一室則可於床前懸一清潔之

接生

房俾與室中餘地隔開

孕婦既知將近分娩自應即將床鋪新洗淨被褥上須鋪油紙數層以免受濕然後再鋪以被單切忌用不潔之布單鋪於床上以作吸收產血之用

臨產不可令親友來賓進入室內除接生者外室中至多不得過二人當其臨產痛開始時產婦或坐或臥可悉聽其便迨其作痛劇烈則應臥於床上並將兩腿縮起習俗在此時間每使產婦或坐起或立起實屬有損無益之舉且亦不能使產出之嬰兒清潔也

接生者所最小心之事即為其手臂須洗濯清潔其兩臂應裸露

至肘節並腕指甲修齊所有指甲內之穢垢皆宜剔除盡淨且其雙手若僅用熱水肥皂洗過尚為未足更當用一小刷細加擦刷至少須十分鐘之久身上應著清潔之白衣服 如能用潔白之布一大塊以作圍身尤妙

分娩時常人每欲用藥以為可助生產其實一切藥物皆可不必給予產婦服用蓋瓜熟蒂落自有天然之機能也且接生者亦切不可用手指探入產道因此事非常危險能致產後傳染病菌結果往往發產後熱症

產婦宜靜臥於床無論如何應在床上休養數日之久於既產之

後即可食用與常食物惟於初一二日中最好不食冷物不飲冷水宜食煮洁完善而富有滋養之食物如米飯鷄蛋牛乳麵包及熟水果等物仍宜清淡而簡單故以水菓菜蔬及麵類爲最佳凡加味調製之菜餚油膩之糕餅油煎之食物蝦蟹或他種有殼之魚類以及煙酒與過量之糖果等等均須禁止而在哺嬰期內尤當多飲開水即雖每小時飲一大杯亦非過多至於茶及咖啡等不如開水之足能增乳最好以不用爲妙

大便　應注意大便須每日一次如有便秘則可給服瀉藥或用灌腸法亦可